DES

CABINETS TÉNÉBREUX

DANS LE TRAITEMENT DE

L'HÉMÉRALOPIE

PAR

LE Dr A. NETTER

Médecin major de 1re classe à l'hôpital militaire de Strasbourg, Chevalier de la Légion d'Honneur, décoré de l'Ordre du Medjidié etc.

PARIS

LIBRAIRIE MÉDICALE GERMER-BAILLIÈRE

RUE DE L'ÉCOLE-DE-MÉDECINE, 17.

Londres, H. BAILLIÈRE, 219, REGENT STREET. | **New-York,** BAILLIÈRE BROTHERS, 440, BROADWAY.

MADRID, CH. BAILLY-BAILLIÈRE, PLAZA DEL PRINCIPE ALFONSO, 16.

1863.

DES

CABINETS TÉNÉBREUX

DANS LE TRAITEMENT DE

L'HÉMÉRALOPIE

PAR

LE Dr A. NETTER

Médecin major de 1re classe à l'hôpital militaire de Strasbourg, Chevalier de la Légion d'Honneur, décoré de l'Ordre du Medjidié etc.

PARIS

LIBRAIRIE MÉDICALE GERMER-BAILLIÈRE

RUE DE L'ÉCOLE-DE-MÉDECINE, 17.

Londres, H. BAILLIÈRE, 219, REGENT STREET. | New-York, BAILLIÈRE BROTHERS, 440, BROADWAY.

MADRID, CH. BAILLY-BAILLIÈRE, PLAZA DEL PRINCIPE ALFONSO, 16.

1863.

STRASBOURG, TYPOGRAPHIE DE G. SILBERMANN,

AVANT-PROPOS.

L'Académie des sciences, en faisant insérer en 1858, dans son *Compte rendu*, une note sur la manière dont nous envisageons et traitons l'héméralopie, avait par cela même signalé notre innovation à l'attention sérieuse du public médical ; cependant, nonobstant cette haute recommandation, c'est par des objections aussi spécieuses que superficielles, par le dédain et la moquerie, qu'ailleurs on a repoussé nos idées et nos faits. A la vérité on s'est livré à quelques essais de vérification, mais en y apportant un esprit tellement disposé à la non-réussite, que, faute de remplir les conditions stipulées pour le traitement, les résultats ont dû être ceux que l'on attendait. Enfin, on a expliqué les succès que nous avons obtenus, en disant que nous avons été le jouet de simulateurs.

Cependant les héméralopes ayant de nouveau afflué au printemps de 1862, notre médication nous a réussi tout aussi bien qu'il y a quatre ans, et nous voici obligé de justifier encore une fois ce que nous avons avancé. Pouvons-nous, dans cette justification, nous borner à une relation pure et simple des faits recueillis récemment? A quoi cela servirait-il, puisque vingt-quatre observations détaillées de guérison, publiées en 1858 dans les *Annales d'hygiène* et dans l'*Union médicale*, n'ont pu convaincre nos contradicteurs? Bon gré mal gré, nous devons suivre ceux-ci dans leurs objections et, tout en faisant connaître nos nouveaux succès, combattre les idées préconçues et erronées, sous l'influence desquelles on a jusqu'ici nié des faits indubitables, recueillis dans un grand hôpital, en présence d'un nombreux personnel.

Ces motifs toutefois ne nous détermineraient pas encore à une polémique, si nous ne partagions la conviction que du choc des idées jaillit la lumière, et si dans la question spéciale les insuccès qu'on nous oppose ne nous fournissaient l'occasion de faire mieux ressortir diverses conditions indispensables pour la réussite de notre traitement.

Nous terminerons ce travail par des considérations sur la *vision dans l'obscurité*, question de physiologie à laquelle nous paraissent se rattacher les précieuses notions acquises de nos jours sur le mécanisme de la dilatation des pupilles, et en même temps nous examinerons comparativement les différentes variétés d'héméralopie décrites par les auteurs, notamment l'héméralopie *congénitale*, dont récemment un cas s'est offert à notre observation. Mais, quel que soit l'accueil réservé à ces considérations, nous ferons observer que les faits qui nous y ont conduit n'en resteront pas moins acquis; on les interprètera peut-être d'une façon différente, mais on ne pourra plus les nier.

DES

CABINETS TÉNÉBREUX

DANS LE TRAITEMENT DE

L'HÉMÉRALOPIE.

« L'héméralopie est une affection bizarre et jus-
« qu'à présent inexpliquée, qui consiste dans la perte
« de la vision depuis la fin du jour jusqu'au lende-
« main matin. »

(Rapport de M. GOSSELIN à l'Académie de médecine, séance du 15 juillet 1862.)

Veut-on s'expliquer l'héméralopie? il faudrait, à notre avis, l'envisager dans sa cause et dans sa nature, et dire, au rebours de l'adage : *melius est progredi per tenebras, quàm ....sistere gradum.*

L'héméralopie est une affection *bizarre !* Il n'est guère d'auteur, traitant de la matière, qui ne porte cette appréciation, sorte de formule que l'on dirait obligée, aujourd'hui stéréotypée dans le langage médical, à force d'être dite par les uns et répétée par les autres ; et cependant où en est le sens ? *Bizarre*, selon nos dictionnaires, signifie étrange, fantasque, capricieux, extravagant : est-ce que, dans ses manifestations, la nature est extravagante, capricieuse, fantasque, ou même étrange ? Est-ce que l'héméralopie n'est pas une maladie et, comme telle, une manifestation de la nature, rentrant dans le domaine scientifique, comme tout autre phénomène naturel ? Comment peut-on dire d'une maladie quelconque qu'elle est bizarre ?

Dans la nature, outre les phénomènes, il y a, ce nous semble, les lois qui président à leur évolution ; or, quand nous connaissons une de ces lois, rien de ce qu'elle régit ne nous paraît bizarre ; tout au contraire, une fois le mécanisme dévoilé, les phénomènes s'enchaînent à nos yeux ; ils s'expliquent les uns par les autres, et le plus souvent même alors, si quelque chose nous étonne encore, c'est leur extrême simplicité. Par quel étrange bouleversement de principes arrivons-nous donc à accuser la nature de bizarrerie? Est-ce que dans les sciences autres que la médecine, en physique, en chimie, en botanique, on porte de semblables appréciations?

Anciennement, quand on croyait à l'*horreur du vide*, on disait aussi que la nature était bizarre, *horreur* dans le jeu des pompes n'allant pas au delà de trente-deux pieds de hauteur; mais, une fois découverte la loi que l'on sait, qu'est-ce qui s'est trouvé avoir été bizarre? La nature dans ses manifestations ou l'esprit humain dans ses idées? Et en médecine, dans l'histoire de la gale, depuis qu'on a découvert l'acarus, que sont devenues les bizarreries d'un *virus psorique*, siégeant au dedans de notre corps, tantôt se dirigeant vers la peau, tantôt ravageant l'intérieur même de l'organisme?

Plaisante naïveté de l'esprit humain qui, raisonnant sur une donnée illusoire, trouve bizarre tout ce qui est en contradiction avec cette illusion, n'hésitant pas un seul instant à rapporter aux objets qu'il étudie le vice inhérent à ses propres conceptions! Esprit humain, miroir réfléchissant les faits extérieurs! Esprit humain, imbu d'idées fausses qui l'égarent, miroir bizarrement contourné, renvoyant des images grotesques en face des formes les plus régulières!

Reconnaissons donc en principe qu'autour de nous, dans la nature, rien n'est bizarre; lorsqu'un fait se présente à nous avec cette apparence, cela tient uniquement à notre point de vue qui n'est pas juste, et même plus la singularité sera frappante, plus nous devons nous défier du point de vue auquel nous nous trouvons placés: à ce compte, et pour en venir au modeste sujet qui va nous occuper, il faut que de l'héméralopie, si généralement qualifiée de bizarre, l'on se soit fait jusqu'ici une bien singulière idée, et il en est effectivement ainsi, comme il nous semble aisé de le faire voir.

Des soldats en faction ou revenant de la promenade sont tout à coup, sans nul symptôme précurseur, frappés de cécité, et c'est à l'approche de la nuit que l'accident se déclare; on a alors le spectacle de militaires immobiles dans leurs guérites et comme hébétés, ou tâtonnant et trébuchant sur la grande route, tombant quelquefois dans les fossés des fortifications. Cependant, reconduits à la caserne, ces aveugles se couchent, ne tardent pas à s'endormir, et puis le lendemain, au réveil, ils sont agréablement surpris d'avoir recouvré la vue; satisfaction passagère! car, à la nuit tombante, ils sont de nouveau frappés de cécité, et ainsi de suite pendant une série de jours. Quelle périodicité bizarre, dit-on, et que se passe-t-il donc à l'heure du crépuscule dans l'atmosphère? Et là-dessus les imaginations d'entrer en campagne: c'est, dira l'un, la fraîcheur du soir qui cause le mal, en condensant les humeurs de l'œil, auparavant raréfiées par la chaleur du jour, et de là un obstacle périodiquement nocturne que les premiers rayons du soleil viennent dissiper chaque matin; non, dira un autre, il y a dans l'air un miasme que la chaleur diurne a fait monter dans les couches supérieures de l'atmosphère, mais qui, le soir venu, retombe sur les yeux en rosée malfaisante; erreur! diront des médecins de la marine, qui, voyant quelquefois à bord de leurs bâtiments l'héméralopie et le scorbut régner en même temps, mettront l'affection oculaire sur le compte de la diathèse. Nous n'exagerons nullement; ouvrez les auteurs, et vous trouverez qu'aujourd'hui encore toutes ces opinions ont cours. Eh bien! tout cela est illusoire, et c'est encore une fois la fable des savants s'ingéniant à expliquer un fait qui n'a jamais existé, l'histoire de la *dent d'or*. En effet, la périodicité, dont on se préoccupe si vivement, est ici chose purement imaginaire: comme nous l'avons déjà dit plusieurs fois dans de précédentes publications, si en plein jour vous amenez un héméralope dans quelque endroit obscur, il y sera également aveugle, quoique, à côté de lui, dans ce milieu, vous qui n'êtes pas héméralope, vous distinguerez encore à peu près tous les objets avec assez de netteté. Voulez-vous simplifier l'expérience? Pendant le jour, faites regarder les malades dans l'intérieur, par exemple, d'une armoire: tout ce qui s'y trouvera dans les coins un peu sombres leur échappera complétement, là où pour vous tout sera visible, constatation maintes fois faite, tout récemment encore, à l'infirmerie de la citadelle de Strasbourg, par M. ARMIEUX, médecin-major au 98e de ligne.

Ce fait de la continuité de l'héméralopie, si l'on peut ainsi dire, n'est plus contesté : signalé par nous en 1858, dans une note à l'Institut, il a depuis été confirmé par M. BAIZEAU, agrégé au Val-de-Grâce, par M. COINDET, médecin-major, et il y a quelques jours encore M. le professeur STOEBER l'a vérifié, dans sa clinique ophthalmologique, sur deux malades que nous lui avons présentés, et dont nous produirons plus loin les observations. « Si, dit M. BAIZEAU, on place les hé- « méralopes, pendant le jour, dans des conditions analogues « à celles où ils se trouvent le soir et la nuit, c'est-à-dire dans « l'obscurité, on constate qu'ils ne peuvent pas reconnaître « à une certaine distance les corps, distincts pour les autres « personnes, et nous nous sommes assuré que beaucoup « d'entre eux y voyaient moins bien quand le soleil était « caché par des nuages. Il résulte de là, ajoute notre con- « frère, que l'affaiblissement de la vue existe le jour comme « la nuit, et que l'héméralopie est une affection continue « et non intermittente[1].

De son côté, M. COINDET fait la même remarque, racontant même à ce sujet le fait intéressant d'un caporal héméralope, très-adroit d'ordinaire au tir, et qui tout à coup, à deux heures de l'après-midi, manqua toutes ses balles : le ciel s'était chargé de nuages[2].

On le voit, il n'y a dans l'héméralopie ni périodicité, ni intermittence ; la lésion oculaire, cause de l'affection, existe en permanence, tout comme pour la conjonctivite, l'amaurose, la cataracte ; si, pendant le jour, les héméralopes ne se doutent pas de la défectuosité de leur vue, c'est que, voyant très-bien à la clarté, ils ne font nulle attention à ce qui leur arrive dans les endroits très-sombres, comme, par exemple, dans une cave obscure ; du reste, le train ordinaire de la vie, surtout dans l'armée, n'est pas de se trouver dans de semblables conditions, et encore moins de s'y livrer à des observations : lorsqu'on est dans l'obscurité, on n'a envie que d'en sortir. Bref, il n'y a ici d'autre périodicité que celle du retour régulier de la nuit, ne rame-

[1] *Rec. de mém. de méd., de chirurg. et de pharm. militaires*, 3e série, 1861.

[2] *Principe analyt. de l'hémér.*, 1858.

nant pas la maladie, comme on dit, mais constituant seulement la condition qui rend celle-ci plus appréciable ; et, pour le dire en un mot, l'héméralopie, en tant que cécité intermittente, n'a jamais été qu'une mystification de la nature. Que devient maintenant la théorie du refroidissement nocturne, déterminant chaque nuit l'épaississement des humeurs de l'œil ; la théorie des miasmes dans l'air, retombant chaque soir et troublant périodiquement la vue? Où donc encore cette fois-ci est la bizarrerie? Est-ce le fait offert par la nature que jusqu'ici, dans ces études, nous trouvons être bizarre, ou bien n'est-ce pas l'esprit qui l'a été encore une fois dans ses impressions et dans ses déductions [1]?

Si nous insistons autant sur cette erreur, c'est que, comme l'on doit s'y attendre, primant dans la question, elle a si complétement faussé l'observation, qu'elle a donné lieu aux assertions les plus extraordinaires. Exemple : « L'héméralopie, lit-on dans presque tous les livres, est si « régulièrement périodique, que les malades frappés de cé- « cité à l'instant même du coucher du soleil, discernent « ainsi, *par les temps les plus brumeux*, le moment où cet « astre disparaît de l'horizon, *quoique ce moment soit abso- « lument inappréciable pour les autres hommes.* » Mais qui donc a jamais vu, dans une de ces épidémies, tous les malades devenir aveugles à la même minute? Est-ce que l'observation la plus superficielle ne nous montre pas la cécité survenant aux uns pendant le crépuscule, aux autres, quand seulement la nuit est plus ou moins tombée, selon le degré d'intensité de l'affection? Voilà comment une erreur en entraîne une autre, et comment, sous l'influence d'une conception bizarre, puisque bizarre il y a, l'esprit observe

[1] Il ne s'agit ici que de l'affection connue sous le nom d'*héméralopie épidémique.*

On comprend qu'isolément on rencontre des cas rares de cécité nocturne, réellement périodiques, de la nature des fièvres larvées et curables par le quinquina (Stoeber). Dans le *Traité des maladies des yeux* de Deval, il est aussi question de cécités de cette espèce, revenues d'une manière intermittente pendant le jour, à trois heures de l'après-midi.

et juge tout de travers! Cela dit, n'y a-t-il pas lieu de s'étonner qu'en 1862, M. GOSSELIN, dans un rapport officiel à l'Académie de médecine, définisse encore l'héméralopie : une affection bizarre, consistant dans la perte de la vision depuis la fin du jour jusqu'au lendemain matin? Toujours, comme on le voit, l'idée de périodicité! Chargé d'examiner si, comme l'a annoncé le docteur DESPONT (écoutez ceci), « une ou deux cuillerées d'huile de foie de morue, *ingé-« rées dans l'estomac*, dissipent l'héméralopie dans trois « jours au plus tard, » M. GOSSELIN a abordé l'étude des faits avec l'idée de périodicité, et ..... son rapport a été favorable : on verra plus loin quelle en est la valeur.

De ces éclaircissements préliminaires il résulte tout d'abord, et, ce nous semble, de la manière la plus évidente, que, dans l'examen étiologique de l'héméralopie, il n'y a plus du tout lieu de se préoccuper de causes agissant particulièrement la nuit : en effet, pourquoi une affection continue, existant de jour comme de nuit, aurait-elle une étiologie plutôt nocturne que diurne? Est-ce que, à propos de la conjonctivite, de l'amaurose, de la cataracte, affections continues, on se préoccupe de causes agissant exclusivement la nuit? Mais alors, si cette remarque est fondée, pourquoi M. BAIZEAU, qui cependant admet la continuité de l'héméralopie, invoque-t-il encore, comme cause principale, le refroidissement nocturne, les gardes de nuit etc.? Pourquoi, de son côté, M. GOSSELIN propose-t-il, en temps d'épidémie, comme moyen préservatif, de diminuer les gardes de nuit? Quel est donc le maléfice d'une faction montée même à minuit? Est-ce que les milliers de personnes qui circulent la nuit dans Paris, sont frappées de cécité? Est-ce que l'héméralopie règne dans la garde nationale, qui monte aussi des factions? « Le refroidissement « nocturne, » dit M. BARDINET à propos d'une épidémie d'héméralopie parmi les paysans limousins, « le refroi-« dissement nocturne ne peut être invoqué en ce qui con-« cerne les gens de la campagne : ils rentrent en général « dès que le jour finit, se couchent de très-bonne heure, « et n'ont pas à souffrir des fraîcheurs de la nuit. » Le refroidissement nocturne? Mais pourquoi la cécité ne débute-t-elle jamais dans le cours même de la nuit, à minuit, par exemple, ou à deux heures du matin, alors que la cause agirait, et se manifeste-t-elle toujours dès le soir, pendant le crépuscule ou à la nuit tombante ? C'est donc la fraîcheur du soir qui causerait le mal : inoffensive sur les femmes et les enfants, du moins relativement à la production de l'héméralopie, la fraîcheur du soir léserait les yeux de nos soldats au point d'entraîner la cécité ! Singulier empire d'une idée fausse, longtemps enracinée, puisque même, l'erreur reconnue, les meilleurs esprits ne cessent pas d'en subir l'influence !

Qu'est-ce maintenant que l'héméralopie ? Tout simplement l'inaptitude de la vue, que ce soit de jour ou de nuit, à saisir les faibles quantités de lumière diffuse, perceptibles pour nous dans les circonstances ordinaires. Expliquons-nous.

Comme on le sait, la faculté de voir dans l'obscurité, en d'autres termes, de percevoir de très-faibles quantités de lumière diffuse, cette faculté est bien loin d'exister au même degré chez tous les êtres animés ; tandis qu'elle est particulièrement développée chez les animaux dits *nocturnes*, tandis qu'elle est encore très-puissante, par exemple, chez le cheval qui, par la nuit la plus noire, trouve facilement son chemin, l'homme ne la possède que dans des limites plus restreintes. Quelles sont ces limites ? Quel est le dernier degré de lumière diffuse que la vue humaine puisse percevoir, bien entendu dans les conditions physiologiques et ordinaires ? Malheureusement, la physique n'est pas assez avancée pour permettre une réponse à cette question, ses photomètres, comme on le sait encore, ne s'appliquant absolument qu'aux clartés vives ; tandis que, pour mesurer le calorique, cette science a des instruments gradués qui en indiquent les faibles comme les fortes quantités, des thermomètres marquant tout aussi bien les degrés de froid que ceux de chaleur, elle ne sait pas du tout mesurer la lumière diffuse, au point que, pour en désigner les diminutions successives, elle se trouve réduite à emprunter au vulgaire ses dénominations vagues *d'ombre*, *d'obscurité*, de *ténèbres*, tout comme autrefois pour l'autre fluide, elle a longtemps dit : *fraîcheur*, *froid*, *état glacial* etc., toutes sensations instables et trompeuses, impropres à une appréciation véritablement scientifique. Ces réflexions ne paraîtront pas superflues, si l'on considère l'habitude où l'on est assez généralement d'attribuer aux termes : obscurité, ténèbres, la signification d'absence de lumière, quoiqu'il soit admis aujourd'hui que ce fluide ne fait nulle part défaut dans l'espace. (Voir nos ouvrages de physique.)

Cette lacune de la science signalée et le véritable sens des choses ainsi rétabli, l'héméralopie, nous le répétons, devra se définir comme suit : *Inaptitude à percevoir les faibles quantités de lumière qui existent la nuit ou pendant le crépuscule, ainsi que de jour, dans les mêmes conditions artificiellement établies.* Et maintenant en quoi un semblable état morbide constituerait-il un fait bizarre? S'étonnerait-on que des personnes, voyant très-bien au grand jour, à une clarté moyenne et même à l'ombre, soient seulement insensibles à des quantités encore plus faibles de lumière? Mais en dehors du sens de la vue, tous les autres sens nous offrent également ces insensibilités partielles vis-à-vis de leurs modificateurs spéciaux. Et en effet, pour l'ouïe, n'avons-nous pas la surdité *complète* et la surdité *incomplète*? Surdité complète ou insensibilité absolue à toute onde sonore; surdité incomplète, c'est-à-dire permettant la perception nette des sons forts, tandis que l'insensibilité ne porte que sur les bruits faibles. De même à côté du paralytique, étranger à toute sensation tactile, n'avons-nous pas le paralytique retirant le membre fortement pincé, mais insensible à un attouchement ordinaire et faible? N'y a-t-il pas l'abolition du goût et de l'odorat à des degrés variables? Pourquoi donc la vue feraitelle exception, et en même temps que des amaurotiques ne percevant aucune lumière, n'y aurait-il pas des amaurotiques dits *héméralopes*, voyant très-bien à une clarté plus ou moins vive, et seulement insensibles à de petites quantités de lumière? En dernière analyse, l'héméralopie est donc à l'amaurose ce que la surdité incomplète est à la surdité complète; l'héméralopie, c'est tout simplement une amaurose circonscrite à de très-faibles quantités de lumière, et, si nous ne nous trompons, il se vérifie encore une fois que les faits, en apparence les plus bizarres, se trouvent être d'une extrême simplicité, une fois qu'ils sont expliqués.

Cette limitation de la sensibilité visuelle est chose si peu extraordinaire, que nous l'observons tous sur nous-mêmes dans le fait physiologique connu sous le nom d'*éblouissement* : nous voulons parler de ce qui a lieu lorsque, sortant du grand jour où nous voyions très-bien, nous descendons brusquement dans une cave; saisissons-nous alors tout de suite les faibles quantités de lumière existant dans ce milieu? n'y sommes-nous pas pendant quelque temps véritablement aveugles? Tout autour de nous n'est-il pas ténèbres, et pour peu que la cave soit obscure, ne faut-il pas que plusieurs minutes se passent avant que la vision commence à s'effectuer? Eh bien, au lieu de cette cécité temporaire, passagère, figurons-nous, dans ce milieu, une cécité durable, tenace, c'est l'héméralopie.

Allant plus loin, nous prétendons que les deux phénomènes, éblouissement et héméralopie, n'en constituent en réalité qu'un seul, provenant d'une même cause et, ce qui plus est, se dissipant exactement de la même manière.

Quelle est la cause de l'éblouissement dont il vient d'être question? Évidemment une insolation antérieure : si en entrant de jour dans une cave nous sommes aveugles, c'est qu'antérieurement nous avons été éblouis par le soleil. Eh bien! nous démontrerons qu'une insolation énergique est la seule et unique cause de l'héméralopie épidémique.

En second lieu, comment se dissipe l'éblouissement? comment dans la cave la vision se rétablit-elle? Chacun le sait : par un séjour de quelques instants dans ce milieu. Eh bien! nous démontrerons également qu'un séjour de quelques heures dans un cabinet ténébreux fait disparaître l'héméralopie. Entre les deux faits, physiologique et morbide, il n'y a d'autre différence que celle d'intensité, au point que l'on peut tout aussi bien dire de l'héméralopie qu'elle est un éblouissement durable, et de l'éblouissement qu'il est une héméralopie passagère, assertion que nous espérons pouvoir prouver cette fois-ci d'une manière irréfragable, en nous appuyant sur des faits étiologiques et thérapeutiques qui ne laisseront pas le moindre doute dans l'esprit, et en réfutant toutes les objections opposées jusqu'ici à cette manière de voir. Ce sont ces deux points qui feront l'objet principal de ce travail.

De l'insolation, cause unique de l'héméralopie.

Il y a déjà dix-sept ans, nous avons fait connaître, dans la *Gazette médicale de Paris* (année 1845), les circonstances qui favorisent d'une manière toute particulière l'action de cette cause sur nos soldats; quelques détails, ajoutés à ce que nous avons écrit alors, répondront tout de suite à certaines objections qui nous ont été faites.

Au sortir des jours brumeux de l'hiver, on amène la troupe sur le terrain d'exercice; le soleil brille, et de toutes parts les rayons en sont réverbérés, et par le sol encore dénudé de verdure, et par les murs quelquefois récemment blanchis, et par les baïonnettes reluisantes; point de feuillage aux arbres pour garantir ou reposer la vue : dans ces conditions, on exige du soldat *une position rectiligne;* on l'exerce à l'*immobilité*, le plus beau des mouvements militaires, selon l'expression d'un grand capitaine : *Épaules effacées, tête droite, fixe, les yeux toujours à quinze pas devant soi*, voilà ce qui ne cesse de retentir à ses oreilles. Lui commande-t-on tête à droite, il faut « *que le coin de l'œil gauche du côté du nez réponde à la ligne des boutons de la veste* etc. etc. » (*Instruct. sur l'exercice et les manœuvres*, 1861). En vain les rayons du soleil lui dardent dans les yeux; impossible à lui d'en atténuer l'effet par quelque autre attitude; aussi cligne-t-il sans cesse et à la fin il est ébloui; quoi d'étonnant! Ajoutons qu'avant et après les exercices, il y a les appels, les parades, les revues, les factions (nous parlons de celles de jour) avec le col d'uniforme et un collet de capote agrafé, qui maintiennent la tête toujours droite. Ainsi s'explique pourquoi l'officier, bien plus libre dans ses attitudes, échappe à l'héméralopie; quant aux sous-officiers, ils en sont rarement atteints, parce que, placés ordinairement en serre-file, ils sont protégés par les rangs d'hommes qui sont devant eux; du reste, ayant une part dans la surveillance des manœuvres, ils en profitent pour regarder du côté où rien ne fatigue la vue, et, l'exercice terminé, occupés à la caserne, ils sont à l'ombre, excellente condition pour la disparition immédiate de l'éblouissement, si cet effet s'était produit. Ainsi s'explique à plus forte raison l'immunité dont jouissent, sous ce rapport, les cultivateurs travaillant au grand soleil; courbés vers la terre, ils n'ont pas toujours les yeux fixés à quinze pas devant eux, et quand ils tournent la tête à droite, personne n'exige que le coin de leur œil gauche, du côté du nez, réponde à la ligne des boutons de la veste. Quelquefois cependant ils deviennent héméralopes, mais c'est lorsque par exception le sol réfléchit désagréablement la lumière; c'est ainsi qu'autrefois, près la Roche-Guyon, dans les trois villages de Saint-Martin, Guernes et Follainville, la maladie régnait annuellement à cause de la *blancheur fatigante d'une terre crayeuse.* «Je me suis assuré, dit CHAMSERU, que les jeunes sujets ne «commencent à s'en ressentir que vers l'âge de douze ans, «lorsqu'ils étaient une première fois appelés aux champs. «J'ai vu tel père de famille qui, ayant été annuellement hé«méralope, a cessé de l'être ou l'est devenu plus faiblement, «dès qu'étant suppléé dans les occupations rurales, il a pu «mener une vie plus retirée. Si les habitants sont dispensés «des travaux de la campagne par l'âge ou par quelque au«tre circonstance, ils cessent d'être héméralopes.[1].»

Il paraît qu'aujourd'hui encore chose semblable a lieu dans le Limousin; car les paysans désignent les héméralopes sous le nom de *lous éblouјeas*, les *éblouis*, tranchant ainsi, dit M. BARDINET, la question d'étiologie, et attribuant sans hésiter à l'action trop vive de la lumière solaire le développement de la maladie[2].

Pour ce qui concerne les endémies d'héméralopie dans la marine, lisez les mémoires publiés par MM. FLEURY et COQUEREL, et vous constaterez que là encore c'est la même étiologie; voici une analyse sommaire de ces travaux, extraite de l'ouvrage de M. DEVAL:

«Celui, dit M. COQUEREL, qui n'a pas été témoin par lui«même du brillant éclat du soleil des tropiques peut à peine «se faire une idée des flots de lumière qui inondent tous «les objets sous la zone torride; il faut de l'habitude pour «pouvoir considérer un instant, sans trop de fatigue, les «corps fortement éclairés par le soleil. Les matelots, et sur-

[1] CHAMSERU, *Mém. de la Soc. roy. de méd.*, 1786.
[2] *Mon. des hôp.*, 29 mars 1859.

« tout les gabiers et les canotiers, sont exposés pendant « tout le jour aux rayons directs du soleil le plus ardent et « à sa reflexion sur les eaux de la mer.

« Il est à remarquer que, dans cette épidémie d'héméra« lopie, aucun officier ne fut atteint: chose semblable avait « été notée déjà et l'a été depuis, dans des épidémies analo« gues, à bord des bâtiments de l'État. Dans un rapport, « adressé au Conseil supérieur de santé de Brest, par « M. FLEURY, chirurgien-major de la marine, celui-ci ex« plique le fait dont il est question par les conditions qui, « sous un grand nombre de rapports, ne sont pas les mêmes « pour les officiers que pour l'équipage. Le quart que font « les officiers étant beaucoup plus court que celui des mate« lots, il en résulte que les premiers sont moins soumis que « les seconds à l'action du soleil projeté par la surface des « eaux, par les voiles, par les corps métalliques si brillants « à bord des navires de guerre. Les uns ont la faculté de se « garantir sous une tente, avantage dont les autres ne jouis« sent pas toujours. Les officiers, dans ces navigations, por« tent de grands chapeaux de paille, des conserves colo« rées, etc [1]. »

Démontrons maintenant que telle est réellement la cause unique de l'héméralopie épidémique.

Une première preuve c'est que les autres circonstances, considérées jusqu'ici par l'un ou par l'autre comme pathogéniques, telles que le refroidissement nocturne, le scorbut, l'humidité, une influence miasmatique, sont tout à fait inad-

[1] C'est M. FLEURY qui, le premier, a établi cette étiologie pour les épidémies des zones torrides, et nous croyons avoir, pour notre part, en 1845 (mém. cité), démontré les mêmes vérités pour les contrées du nord. Cette priorité nous a déjà été reconnue à tous deux par une autorité compétente, par M. SICHEL. Voici dans quels termes cet éminent praticien s'est exprimé :

« *Comme l'a très-bien prouvé* M. E. J. FLEURY, chirurgien-major « de la marine, dans un travail fort intéressant (*Gaz. méd. de Paris*, « 1840, p. 50 et suiv.), cette héméralopie, sur la nature et le traite« ment de laquelle les opinions les plus diverses ont été émises, est « produite par un état d'atonie de la rétine, succédant à la surexci« tation que cette membrane éprouve par suite de la réflexion intense « et prolongée des rayons lumineux sur la surface unie et polie de la

missibles au point, nous le disons à regret, de ne pas même supporter l'examen.

Le refroidissement nocturne? on sait déjà ce qu'il en est.

Le scorbut? Mais qui donc de nos jours rencontre le scorbut, du moins en dehors de quelques circonstances de guerre, de peu de durée? Est-ce qu'en 1858, est-ce qu'au printemps dernier, notre armée a eu le scorbut? C'est qu'alors, dit-on, il existe à l'*état latent* (*Gaz. hebd.*, Paris 1858). Singulier raisonnement qui permettrait d'invoquer, et à bien plus juste titre, les scrofules, l'état palustre, la syphilis, diathèses qui du moins ne manquent pas de nos jours, et à l'état patent et à l'état latent? Le scorbut est latent! Oui, certes! et en 1858 et 1862 il était si bien caché dans l'organisme, qu'il ne s'est pas une seule fois montré au dehors.

L'humidité? Banalité indigne d'une réfutation sérieuse; en 1843, l'héméralopie a régné à Wissembourg, pays sec (voir notre mémoire de 1845), et M. BAIZEAU[1] a prouvé qu'elle se montre épidémiquement dans les contrées les plus diverses, à l'Est et à l'Ouest, au Midi et au Nord, à Paris, à Marseille, à Montpellier tout aussi bien qu'à Strasbourg.

Principe spécifique, miasme dans l'air? Supposition contre laquelle proteste l'immunité absolue dont jouissent les populations au milieu desquelles vivent nos soldats; et si l'on objectait que l'agent morbide peut rester confiné dans l'intérieur des casernes, nous répondrions par l'observation suivante, consignée également dans notre mémoire de 1845.

« Pendant qu'à Wissembourg soixante-dix hommes du « 75e de ligne devinrent héméralopes, l'épidémie épargna

« mer. Cet habile observateur ajoute fort justement que l'éclat d'une « vive lumière, d'un feu actif, comme celui des fonderies, des verre- « ries, peut produire cette affection. Conformément à cette étiologie, « basée sur le raisonnement et l'expérience, étiologie que viennent « confirmer encore les observations de M. le docteur NETTER, etc. » (SICHEL, *Gaz. méd. de Paris*, 1847, p. 132.)

Et plus loin: « *Comme l'a très-bien prouvé* M. NETTER, dans son « mémoire déjà cité, p. 134-135, au retour des beaux jours le soleil « rayonne avec plus d'éclat. Simultanément les exercices militaires « recommencent à cette époque, etc. » (SICHEL, *Gaz. méd. de Paris*, 1847, p. 687 et 706.)

[1] Mém. cité.

« complétement la population civile. La cause ne pouvait pas « tenir au casernement, puisque le quartier se trouve entre « la ville et le faubourg. De plus, deux escadrons de cuiras« siers occupaient un bâtiment qui donnait avec le nôtre dans « une cour commune, et cependant aucun de ces militaires « ne fut atteint. » Du reste, pourquoi la maladie serait-elle si rare chez les sous-officiers, logés également à la caserne?

Seule, parmi les circonstances signalées comme ayant accompagné les épidémies, seule, l'insolation est la cause possible; aussi la plupart des relations mentionnent-elles cette cause, et dans des termes qui dénotent avec quelle vivacité elle a alors agi: blancheur fatigante d'un sol crayeux (CHAMSERU), réflexion du soleil sur la surface des navires frottés à blanc (JOBIT), réverbération insupportable à Cadix (JOBIT), éclat du soleil (FORGET), montagnes recouvertes d'une neige glacée et éblouissante (DECONIHOUT) etc. etc. (voir pour plus de détails notre mémoire de 1845).

Mais, se dira-t-on sans doute, si la cause est aussi simple que celle que nous indiquons, comment presque tous les observateurs se sont-ils égarés dans des idées de scorbut, de miasme etc.? La réponse est facile: outre que ce qui est simple ne se présente pas toujours de prime abord à l'esprit, ici c'est évidemment la croyance à une intermittence dans l'héméralopie qui a enfanté toutes ces suppositions; à un effet bizarre on a dû chercher des causes bizarres, c'est dans l'ordre.

Cependant, et nous le reconnaissons, les preuves que nous avons données jusqu'ici en faveur de cette étiologie ne sont pas réellement démonstratives: en effet, prouver que la profession de soldat ou de marin expose les gens à l'insolation et à l'éblouissement, c'est seulement établir la possibilité de cette cause; démontrer, en second lieu, que les autres manières de voir, jusqu'ici soutenues, sont inadmissibles, c'est seulement changer la possibilité en probabilité; or voici une troisième preuve, celle-ci, tout à fait directe, allant droit au but.

Si le premier soir qu'ils deviennent aveugles, les héméralopes n'ont pas l'idée de rapporter leur cécité subite à l'éblouissement qu'ils ont subi plusieurs heures auparavant, il y en a cependant qui sont, à cet égard, on ne peut plus explicites, soit de leur part bon esprit d'observation, soit soudaineté d'action de la cause, ayant éveillé leur attention.

Voici plusieurs faits à l'appui de cette assertion :

En 1858, à Strasbourg, Hugues, du 15e de ligne, héméralope, attribue spontanément sa maladie à l'action du soleil.

Vidartine, du 10e de ligne, rapporte également son héméralopie à l'insolation ; *il a*, dit-il, *trop regardé le soleil pendant l'éclipse* (celle du 15 mars 1858 [1]).

A ce sujet, M. COINDET fournit les observations suivantes [2] :

« Michel Guillot, soldat à la 7e compagnie du 7e bataillon « de chasseurs à pied, nous dit le 6 juin 1855, qu'étant allé, « à cinq jours de là, s'asseoir sur les bords de la mer pour « examiner les navires qui se dirigeaient vers le port de Ka- « miesch, il s'était trouvé ébloui par suite de la réverbéra- « tion à la surface de l'eau des rayons du soleil qui, ce « jour-là, étaient très-intenses ; depuis lors il est héméra- « lope. »

« Claude Gill, douze ans, enfant de troupe au 3e bataillon « de chasseurs à pied, *a fixé à plusieurs reprises, le 16 mai « 1858, le soleil à travers un verre non noirci;* de cette « époque date son héméralopie. La vision subit le déclin gra- « duel de la clarté, les objets lui paraissent d'abord moins « distincts, puis il n'aperçoit plus rien ; il ne peut plus, à « la nuit noire, regagner son lit, à la grande hilarité de ses « petits camarades. »

Enfin M. BAIZEAU, lui aussi, nous apporte ici son contingent de faits :

« Individus devenus héméralopes pour être restés couchés « quelques heures la face tournée vers le soleil. DE SER- « VIÈRES parle d'une personne qui, fixant cet astre, fut frap- « pée de cécité crépusculaire. Deux malades m'ont affirmé, « ajoute M. BAIZEAU, *en avoir été pris pour avoir cherché à « suivre les phases d'une éclipse de soleil* [3]. »

« *Lous* ÉBLOUJEAS, disent les paysans limousins. »

[1] *Du traitem. de l'hémér. par l'obscurité* (*Union médic.*, 25 septembre 1858).

[2] Ouvr. cité.

[3] Ouvr. cité.

Cependant on ne veut pas se rendre à l'évidence, et cela se comprend: avoir si longtemps et si gravement discuté sur le scorbut ou les miasmes à propos d'une affection aussi simple qu'une amaurose incomplète: à ce qui n'est en définitive qu'un éblouissement solaire, être allé tout à rebours chercher la cause au milieu de l'obscurité de la nuit, et puis devoir convenir qu'on a été le jouet d'une illusion, c'est cruel; une mystification ne fait pas rire ceux qui l'ont subie, même, à ce qu'il paraît, quand c'est la nature qui en est l'auteur; aussi se complaît-on dans un certain nombre d'objections que nous allons rapporter, bien entendu pour les réfuter.

Première objection. Il existe des relations d'héméralopie dans lesquelles la concomitance de l'insolation ne se trouve pas mentionnée. Quoi d'étonnant! Comment aurait-on toujours noté exactement ce qui a lieu de jour, alors qu'on n'était préoccupé que de ce qui se passait la nuit. On observe mal quand on cherche midi.... à minuit, et voici quelques exemples montrant comment les faits les plus saillants peuvent passer inaperçus.

Chamseru, relatant l'héméralopie endémique de son temps près la Roche-Guyon, en attribue la cause à une vapeur subtile qui, dans cette contrée, sortirait des champs cultivés, et dans une de ses promenades il note, mais sans plus en reparler, la *blancheur fatigante du sol, qui est crayeux.*

Autre exemple de cette inadvertance: il y a quatre ans, lors d'une discussion sur l'héméralopie dans l'*Union médicale*, Deval rapporta une observation qui commence ainsi:

«Le 30 mars 1858, Charruel, demeurant à Belleville, «amena à mes consultations cliniques son fils Hippolyte, «âgé de dix ans et demi. Cet enfant, habituellement bien «portant, était affligé, depuis une quinzaine de jours, d'une «affection qui inspirait des craintes sérieuses à sa famille. «Pendant dix jours environ, sa vue avait graduellement «baissé, seulement le soir; trouble d'abord, elle subit peu «à peu une telle détérioration que l'enfant devenait aveugle «à la tombée de la nuit. Il ne reconnaissait aucun des ob- «jets qui l'entouraient, à moins qu'ils ne fussent vivement «éclairés par une lumière artificielle; il les voyait alors, «mais d'une manière vague et confuse. Dans la rue, il ne «pouvait se conduire. Le matin, tout rentrait dans l'ordre;

« la vision redevenait normale. L'ophthalmoscope ne révéla « aucune condition morbide.

« Mes investigations sur les influences qui auraient pu « donner lieu à cette héméralopie ne me conduisirent à au- « cune donnée capable d'en fournir une explication suffi- « sante. Le père affirme que son enfant était exempt de toute « habitude d'onanisme. Il n'avait point rendu de vers. La « localité qu'il habitait était saine et privée d'humidité. Au- « cune personne de sa famille, ni de son voisinage, n'était « devenue héméralope. Je pris quelques informations sur les « dispositions de l'école où travaillait l'enfant ; je demandai « si, à la place qu'il y occupait, il n'était pas exposé à l'é- « clat d'un mur reflétant fortement les rayons solaires. La « réponse fut négative.

« En présence d'une nullité aussi complète d'éléments « étiologiques, sur quelle base fonder une thérapeutique « rationnelle etc.[1] ? »

Voilà certes pour notre théorie un fait bien gênant! Eh bien! non. Lorsque Deval a vu l'enfant le 30 mars 1858, celui-ci, est-il dit, était héméralope depuis juste quinze jours : or que s'était-il passé le 15? Ouvrez les almanachs du temps... *une éclipse de soleil*, une de celles dont il a déjà été question. Deval ignorait-il donc l'effet de la contemplation de cet astre à travers un verre peu ou point noirci. « J'ai été « consulté, dit-il ailleurs (dans son *Traité des maladies des « yeux*, p. 600), par un bon nombre de malades chez les- « quels des affections amaurotiques avaient pour source une « contemplation prolongée des éclipses de soleil. »

Voilà comment les faits les plus négatifs en apparence, pourraient devenir, tout au contraire, grâces à une investigation plus minutieuse, des faits parfaitement probants.

Ce même printemps de 1858, une épidémie d'héméralopie régna endémiquement à l'hôpital de Limoges, où, depuis quelques années, dit M. Bardinet, « les murs des « cours intérieures se trouvent blanchis à la chaux. Cette « circonstance aurait-elle contribué au développement de « l'épidémie? Depuis près de deux mois, du reste, on souf- « frait d'une sécheresse extrême; il faisait depuis quelques

[1] *Union méd.*, 1858, p. 310.

« jours une chaleur de juillet. Mais, s'il en est ainsi, comment les jeunes garçons et les jeunes filles (de dix à quinze « ans) auraient-ils été seuls atteints? Pas un adulte, pas un « vieillard n'est devenu héméralope. » Pourquoi cette différence? Pourquoi? Parce que, étant petits, accroupis par terre, absorbés dans leurs jeux, les enfants, renfermés entre quatre murs, en subissent la réverbération, ainsi que celle du sol, bien plus fortement que les grandes personnes, qui dirigent plus souvent leurs regards vers le ciel, regardant par-dessus les murs, ou quittant facilement une promenade qui leur devient incommode. Comment s'expliquer autrement ce fait que des individus vivant sous le même toit, ayant la même nourriture, soumis à la même discipline, dans des conditions identiques, reconnues et spécifiées par l'auteur lui-même, soient les uns héméralopes, les autres non, selon qu'ils ont plus ou moins de quinze ans? Est-ce que dans l'armée ce sont les enfants de troupe qui seulement deviennent héméralopes?

A la même époque, un médecin-major de la garnison de Strasbourg nous entretint de l'héméralopie alors épidémique à la Finkmatt. Vos hommes sont éblouis à l'exercice, lui dîmes-nous. — Mais non, répondit-il, les manœuvres n'ont pas encore commencé. — La cause alors est dans le quartier? — Je ne sache pas, me répliqua-t-il; puis après quelques instants de réflexion: Vous avez raison; maintenant je me rappelle, qu'ayant un jour assisté à l'appel de onze heures, j'ai été tellement incommodé par le soleil que j'ai dû quitter la place en toute hâte (la cour où se faisait l'appel est un long et étroit boyau, et les hommes étaient rangés directement contre un mur, blessant la vue par ses réverbérations). On voit amplement par ces exemples combien il est naturel, dans certaines dispositions d'esprit, de passer, sans la remarquer, à côté de la circonstance étiologique.

Deuxième objection. Il est singulier, dit M. Weber, médecin-major, qu'une affection due à l'action d'une vive lumière soit précisément endémique sous le ciel brumeux de Strasbourg[1]. Voici en réponse un passage de notre mé-

[1] *Rec. de mém. de méd., de chirurg, et de pharm. milit.*, 1860.

moire de 1845 : « Nous faisons observer que dans l'est de la « France, à Strasbourg principalement, le printemps est « extrêmement variable d'une année à l'autre ; tantôt, pen- « dant les mois de mars, avril et mai, le temps est souvent « à la neige et à la pluie ; tantôt la saison ne devient belle « qu'après des alternatives de beaux et de mauvais jours ; « d'autres fois, mais rarement, le printemps s'établit d'une « manière brusque, sans transition ; or nous croyons que « seulement dans cette dernière sorte de saison se dévelop- « pent les épidémies d'héméralopie ; c'est ce qui résulte d'a- « bord de notre propre expérience ; de plus, différents pas- « sages d'un rapport de Chamseru ne laissent aucun doute « sur cette opinion [1]. »

Les épidémies d'héméralopie à Strasbourg, en 1858 et 1862, ne viennent-elles pas à l'appui de cette assertion ? Dans les deux années, printemps exceptionnellement précoce et beau, cas nombreux d'héméralopie, du reste non-seulement à Strasbourg, mais aussi à Paris, à Limoges et dans beaucoup d'autres localités.

Troisième objection. Pourquoi, demande M. Baizeau [2], les maçons, les tailleurs de pierre, les ouvriers employés au cailloutage des routes ne sont-ils *jamais* affectés d'amblyopie nocturne ? Pourquoi cette affection ne s'observe-t-elle pas chez les cuisiniers, les chauffeurs, les forgerons, les verriers etc. ?

Et d'abord qu'en sait-on ? Nous n'avons aucune notion, dit M. Baizeau lui-même, sur les diverses professions qui, dans la vie civile, peuvent prédisposer à l'héméralopie [3].

Cependant toute notion à ce sujet nous manque-t-elle effectivement ? « M. Ferrus, inspecteur général des prisons, « m'a dit, c'est encore M. Baizeau qui parle, qu'en 1858 « un certain nombre d'héméralopies s'étaient manifestées « dans une des prisons de Lyon, bien que l'état sanitaire fût « satisfaisant et qu'il n'y eût pas trace de scorbut. *La mala- « die frappait particulièrement ceux qui taillaient de la pierre « dans une cour exposée aux rayons solaires.* »

[1] *Rec. périod. de la Société de médecine*, t. II, 1797.
[2] Ouvr. cité.
[3] Ouvr. cité.

Au printemps dernier, le seul infirmier de l'hôpital de Strasbourg qui ait été atteint d'héméralopie, est un nommé Bœry, employé comme peintre en bâtiment.

Saint-Yves rapporte plusieurs observations d'héméralopie qui ont eu pour sujets des ouvriers employés dans l'Hôtel des monnaies, à la fonte des métaux[1].

S'étonnerait-on que, dans toutes ces professions, l'héméralopie ne soit pas chose plus ordinaire? Mais remarquez combien ici les conditions sont différentes. Est-ce que la vue d'un feu de forge nous cause des sensations aussi intenses que la contemplation du soleil? Est-ce qu'une cuisine est illuminée dans toutes ses parties autant qu'un navire voguant sous la zone torride? Dans les forges, n'y a-t-il pas des coins obscurs sur lesquels les yeux éblouis peuvent se reposer? Est-ce que les ouvriers ne sont pas libres dans leurs attitudes, et les met-on à la salle de police, parce que momentanément ils auront tourné la tête ou fermé les yeux?

Une argumentation par analogie exige au préalable une grande ressemblance dans les choses à comparer; or tel n'est pas ici le cas.

Quatrième et dernière objection, plus sérieuse. On sait que l'héméralopie apparaît à deux époques fixes, le printemps et l'automne: commençant au mois de mars ou avril, les épidémies décroissent à la fin de juin et cessent complétement ou presque complétement au mois de juillet; puis elles reparaissent quelquefois en automne. Partant de là, si cette maladie, dit M. Baizeau, « était due exclusivement à la réflexion des rayons lumineux, ne devrait-elle pas être beaucoup plus fréquente aux mois de juin, de juillet et d'août, « que dans toute autre saison? Prévoyant cette objection, on « a bien cherché à la prévenir, en ajoutant que les yeux ne « sont pas habitués à l'éclat du soleil au moment du printemps, comme pendant l'été, et en faisant observer que « la réverbération, à cette dernière époque, est tempérée « par la végétation. Mais la différence de lumière de l'hiver « et du printemps est-elle si grande qu'elle puisse avoir une « action si fâcheuse sur la vue? *Qui croira que, dans les pre-*

[1] Richerand, *Nouv. élém. de phys.*, 1817, t. II, p. 32.

« *miers jours de mars et d'avril, le rayonnement solaire soit* « *plus pénible à supporter que pendant les mois de juillet et* « *d'août?* D'autre part, il est difficile de rapporter à la réver- « bération les épidémies d'automne; on ne peut plus invo- « quer le passage rapide d'une atmosphère brumeuse à une « insolation intense : la réverbération, au contraire, devient « alors chaque jour plus faible, l'éclat des rayons solaires « plus doux, et la rétine est de moins en moins stimulée. »

Répondons d'abord à la partie de l'objection concernant les épidémies d'automne.

A moins de circonstances exceptionnelles et dont nous montrerons tout à l'heure un exemple, l'héméralopie ne règne dans cette saison que bien rarement (voir les auteurs, et, entre autres, LAVERAN, *Gaz. hebd.*, 1858). Pendant l'automne de 1862, à Strasbourg, il n'exista à notre connaissance pas un seul cas de cette affection, quoiqu'au printemps précédent elle ait été épidémique. Voici ce que nous avons écrit à ce sujet en 1845 :

« L'héméralopie ne se présente que rarement en automne, « saison pendant laquelle l'épidémie a peu de durée, dernier « point qui ressort du travail de CHAMSERU sur les épidémies « qu'il a étudiées. Pourquoi les habitants de Saint-Martin, « de Follainville et de Guernes étaient-ils débarrassés de « cette maladie en été pour la voir reparaître en automne? « C'est que les yeux, protégés par l'ombrage contre la rever- « bération des montagnes crayeuses, cessaient de l'être « après la chute des feuilles. — En 1844, deux bataillons de « notre régiment, 75e de ligne, ont quitté Strasbourg à la « fin du mois d'août, pour aller camper à Sailly, près Metz; « *on sait que l'été a été extrêmement pluvieux, au point que* « *les opérations militaires ont dû être ajournées à plusieurs re-* « *prises.* Dès notre arrivée, le temps fut magnifique et se « soutint pendant tout le mois de septembre. Comme les « tentes furent dressées au milieu des champs *dépourvus de* « *leurs récoltes*, nous nous trouvâmes dans les circonstances « qui font du printemps une cause prédisposante à l'hémé- « ralopie; aussi fut elle observée dans plusieurs régiments. »

Il y a encore un autre motif à cette prédisposition de l'arrière-saison, et que nous indiquerons tout à l'heure.

Arrivons à l'autre partie de l'objection : pourquoi les héméralopies, si elles sont effectivement dues à l'insolation, ne surgissent-elles pas en été, et, tout au contraire, est-ce à l'arrivée de cette saison que leur règne finit? Qui croira, dit M. BAIZEAU, que, dans les premiers jours de mars et d'avril, le rayonnement solaire soit plus pénible à supporter que pendant les mois de juillet et d'août? Voilà une objection en apparence foudroyante! Voyons ce qu'elle vaut en réalité; nous répondons :

1° Ce n'est pas en été que la clarté solaire est le plus vive, ni même au printemps, mais bien en hiver : qui dit cela? Un homme compétent, Arago : « *Nous sommes plus « fortement éclairés par les rayons solaires en hiver qu'en été,* » a-t-il dit, par la raison bien simple qu'alors la terre est plus rapprochée du soleil. Si, en hiver, cet excès de lumière blesse rarement la vue, c'est à cause des brouillards, et, fait-il beau, le froid ne nous invite pas à rester longtemps dehors; mais vienne le printemps, et les impressions désagréables de la lumière se constateront dans l'aspect même des gens que nous rencontrons dans les rues, à la promenade; car ce sont alors, à cause du soleil, des inclinaisons de tête et une expression de figure que plus tard, en été, l'on ne verra plus. Observez, et vous constaterez le fait; il y a plus :

2° En été, les rayons solaires, tombant sur la terre perpendiculairement, d'à plomb, nous les sentons surtout sur le dessus de la tête et sur les épaules, tandis que, dans les autres saisons, c'est notre vue qui très-souvent en est directement atteinte, parce qu'alors ils nous arrivent plus ou moins parallèlement à l'horizon; et si, dans ces autres saisons, tournant le dos au soleil, nous regardons vers quelque mur resplendissant, celui-ci, frappé de même horizontalement, réfléchira encore les rayons directement à nos visages, l'angle de réflexion étant en raison de celui d'incidence, deuxième considération qui nous semble ici avoir une importance particulière.

En effet, il ressort des enseignements de la physique qu'il y a deux sortes de rayons réfléchis, dont l'effet sur la vue est tout différent, comme il résulte du passage suivant extrait d'un ouvrage classique :

« La lumière réfléchie par un corps opaque, » est-il dit, « se

« divise en deux parties, l'une *régulièrement* réfléchie, l'autre « *irrégulièrement*, c'est-à-dire *dans toutes les directions*.

« La lumière réfléchie irrégulièrement se désigne sous le « nom de *lumière diffuse :* c'est elle qui nous fait voir les « corps, tandis que la lumière réfléchie régulièrement ne « donne pas l'image du corps qui la reçoit, *mais bien celle* « *du corps qui l'émet* [1]. »

Partant de là, un mur éclairé par le soleil réfléchira vers nous : 1° des rayons donnant l'image du mur, 2° des rayons donnant l'image du soleil même qui les a émis, rayons naturellement *éblouissants;* or c'est évidemment au printemps et en automne que notre vue se trouve surtout exposée à ces derniers, à cause de la position du soleil[2]; il y a plus encore :

[1] GANOT, *Traité élém. de phys.*, 9e édition, 1860.

[2] En 1862, à Strasbourg, le mois de septembre a compté une série de jours de beau soleil, d'autant plus gênant pour la vue, qu'on sortait d'un été en grande partie pluvieux; aussi, à la musique de notre promenade publique, c'était à qui se réfugiait sous les arbres, non pour éviter la chaleur solaire qu'il eût été agréable de ressentir, mais uniquement à cause de l'éclat de la lumière. A la vérité, il n'y a pas eu alors d'héméralopie dans notre garnison, sans doute parce que, comme d'habitude à cette époque de l'année, exercices et manœuvres avaient depuis longtemps cessé. Mais voici que dans ce même mois, sur le chemin de fer de l'Est, a eu lieu un cas *d'éblouissement* dont les conséquences ont été d'une haute gravité et qui ne nous semble pouvoir s'expliquer que par les raisons données ci-dessus. Il s'agit d'un train allant de Strasbourg à Paris, c'est-à-dire se dirigeant vers l'ouest; il n'était pas encore deux heures de l'après-midi, et dès lors le soleil avait encore une longue route à parcourir avant d'arriver, pour son coucher, au niveau de l'horizon; cependant le mécanicien fut ébloui à un point dont on va juger.

« Le 18 septembre, vers deux heures de l'après-midi, le train de « marchandises n° 92, venant de Strasbourg, était garé, dit le « *Moniteur de la Meurthe*, à la station de Marainvilliers, lorsque arriva à toute vitesse un autre train de marchandises, le n° 40, parti, « comme le premier, de Strasbourg avec quarante-cinq minutes de re- « tard. Le disque était fermé cependant; mais le soleil, qui aveuglait « le mécanicien de ce dernier train, l'empêcha de s'apercevoir assez « tôt que la voie n'était pas libre. Une effroyable collision eut lieu. »

Éclat du soleil d'automne, obliquité de ses rayons, telles ont été sans doute les causes de cet accident.

3° Parmi les maladies du printemps, il n'y a pas seulement que l'héméralopie qui soit due à l'action du soleil : n'avons-nous pas de même, pour la peau, l'érythème connu sous le nom si caractéristique de *coup de soleil*, maladie plus fréquente au printemps que dans les autres saisons, du moins chez les habitans des villes (voir les auteurs et notamment Tissot)? Pour notre part, le seul coup de soleil que nous ayons contracté de notre vie, nous en avons été atteint à Wissembourg un 1er mai (*Gaz. méd. de Paris*, 1845). Quelle est donc la cause de cette autre particularité printanière? D'une part, sans doute, la force actuelle des rayons solaires, mais de l'autre aussi, selon toutes les probabilités, une plus grande délicatesse de la peau elle-même.

D'où provient cette délicatesse? Ne serait-ce pas qu'au sortir de l'hiver l'organe cutané se trouve être appauvri en *pigment?* Tandis que cette matière, est-il dit dans les traités d'hygiène, se développe sous l'influence de la lumière solaire, elle s'amoindrit dans la condition opposée : le hâle, gagné au grand soleil, s'efface quand on garde la chambre ; les éphélides apparaissent au printemps, durent l'été et l'automne, puis s'effacent en hiver. Or si l'insuffisance du pigment cutané, à l'époque du printemps, peut être considérée comme une cause prédisposante des coups de soleil de cette saison, qui peut dire que chose semblable n'a pas lieu pour l'héméralopie? Est-ce que dans l'organe oculaire, il n'y a pas également du pigment, et sur la choroïde, et sur l'iris, et dans les procès ciliaires? N'est-ce pas chose possible, probable même, que, pendant les mois brumeux de l'hiver, comme à Strasbourg, cette matière diminue dans l'œil ainsi que dans la peau, et que, le printemps venu, la rétine, moins protégée contre la lumière, ressente plus vivement les impressions de cet agent?

On voit par ces considérations que les épidémies d'héméralopie doivent tout naturellement régner de préférence au printemps, puisqu'alors il y a à la fois clarté plus forte, pénétration dans l'œil des rayons les plus vifs du soleil, et très-probablement une susceptibilité plus grande de la vue.

Ainsi s'explique encore pourquoi les héméralopies, ayant disparu pendant les jours pluvieux et orageux de juin, ne se rencontrent pas en été, et pourquoi, en automne, notre globe se rapprochant de nouveau du soleil, elles apparaissent quelquefois, voire même en hiver, en face de montages couvertes de neige glacée. Ajoutons que, si au printemps, nonobstant la multiplicité des circonstances agissantes, la population civile échappe à l'éblouissement morbide, c'est, nous le répétons, grâces à la liberté de ses attitudes. « Il est certain, » a dit TISSOT, « que si l'on est « *tranquille,* on recevra plus aisément un coup de soleil qu'en « se donnant du mouvement. »

En résumé, la théorie de l'insolation, comme cause unique de l'héméralopie, se base :

1° Sur le fait même que l'héméralopie consiste dans une inaptitude à percevoir de faibles quantités de lumière diffuse, ce qui est précisément un phénomène d'éblouissement solaire;

2° Sur le fait que les conditions, reconnues certainement comme causes prédisposantes de l'héméralopie, se trouvent être le printemps et la profession de soldat ou de marin;

3° Sur l'inadmissibilité des autres circonstances alléguées jusqu'ici comme pathogéniques ;

4° Sur la provocation directe de l'héméralopie par la contemplation prolongée du soleil, comme pendant les éclipses;

5° Enfin, sur les objections mêmes que l'on a cru pouvoir faire à cette théorie, et qui, analysées et réduites à leur juste valeur, se retournent comme autant d'arguments en sa faveur.

Il nous reste à fournir une preuve dernière, et qui, nous l'espérons, sera considérée comme péremptoire. *Morborum naturam ostendunt curationes:* s'il est vrai que l'héméralopie n'est, ténacité à part, qu'un éblouissement semblable à à celui que nous éprouvons en entrant de jour dans un lieu très-sombre, le moyen propre à faire disparaître le phénomène physiologique, doit également, avec plus de persistance dans l'emploi, guérir le trouble morbide: or nous prétendons qu'il en est ainsi. La cécité que nous éprouvons dans une cave, s'y dissipe au bout de quelques instants de séjour? Nous prétendons qu'un séjour de quelques heures dans un cabinet noir fait disparaître l'héméralopie, ce que du reste démontrent déjà les vingt-quatre observations que nous avons publiées à l'appui de ce traitement[1].

Cependant ces succès ont été contestés; tandis que pour DEVAL nos expériences ont été *concluantes* (c'est l'expression dont se sert cet auteur[2]), elles ont paru de nulle valeur à M. BAIZEAU, et de là pour nous la nécessité de faire connaître les faits que nous avons recueillis depuis encore, faits qui nous paraissent de nature à dissiper les derniers doutes, et dont quelques-uns ont été officiellement constatés par M. le professeur STOEBER à sa clinique ophthalmologique. Nous en terminerons l'exposé par quelques considérations de physiologie pathologique et par l'examen du récent travail de M. GOSSELIN.

Traitement par les cabinets ténébreux.

Il y a quatre ans, peu de temps après notre première publication sur *les cabinets ténébreux*, une discussion s'éleva dans l'*Union médicale*, entre MM. DEVAL, FONSSAGRIVE et un agrégé du Val-de-Grâce, M. BAIZEAU, non pas sur les faits que nous venions de produire, mais sur un autre point de la question, sur l'intéressant détail des fumigations de foie de bœuf, remède traditionnel de l'héméralopie, comme l'on sait; or incidemment l'un de ces confrères s'exprima au sujet de notre médication dans les termes que voici :

« Avant de terminer ces quelques lignes, écrit M. BAIZEAU « à M. FONSSAGRIVE, je veux vous dire, Monsieur, ma pensée sur un traitement préconisé dernièrement par M. NETTER; dans une note adressée à l'Académie des sciences « (séance du 3 mai 1858), cet honorable confrère annonçait « qu'il était parvenu à guérir dans quelques heures plusieurs héméralopes, à l'aide d'un moyen fort simple, consistant à placer les malades dans l'obscurité, pendant « trois à quatre heures, et à exercer leur vue en leur faisant regarder les objets placés dans les ténèbres. Me conformant à ces indications, j'ai plusieurs fois expérimenté « ce mode de traitement.

[1] *Annales d'hygiène* et *Union médicale*, 1858.
[2] Ouvr. cité.

« Plusieurs héméralopes avaient été mis plusieurs jours de « suite, un seul n'ayant pas suffi, pendant quatre heures « chaque fois, dans un cabinet obscur, où ils se sont livrés « à l'exercice de la vision. Les individus que j'avais soumis « à cette épreuve, étaient tous désireux de guérir, mais « *aucun* n'a obtenu la *moindre amélioration; la théorie pou-* « *vait d'avance faire prévoir l'insuffisance de cette méthode.* En « effet, dans l'héméralopie, il n'y a pas seulement torpeur, « affaiblissement de la rétine, mais un certain *éréthisme* qui « augmente toutes les fois que l'œil se fatigue ou est exposé « à une trop vive sensation. Il suffit, comme je l'ai vu « maintes et maintes fois, que les malades cherchent à lire « ou fixent attentivement un objet, pour augmenter la surex- « citation rétinienne, provoquer le trouble de la vue et dé- « terminer le larmoiement. Quant aux effets de l'obscurité, « on se fait facilement l'idée de ce qu'ils peuvent être. Les « héméralopes ne sont-ils pas chaque nuit plongés dans « d'épaisses ténèbres, et en sont-ils moins aveugles pendant « un temps plus ou moins long?

« Reste maintenant à expliquer les succès obtenus par « notre consciencieux confrère: s'il n'y avait eu qu'un cas « de guérison, on aurait pu invoquer la coïncidence d'une « cure spontanée; mais l'expérience ayant été faite quatre « fois, et ayant réussi quatre fois, ce serait trop donner au « hasard que de lui attribuer le bénéfice de tous ces succès. « Il est une autre explication que je serais *disposé* à accep- « ter : M. NETTER n'aurait-il pas été trompé par ses ma- « lades? Ennuyés d'être renfermés dans une chambre noire « pendant plusieurs heures, et craignant une nouvelle sé- « questration, n'auraient-ils pas simulé leur guérison[1]? »

A cette critique un peu moqueuse et d'autant moins méritée que nos premières observations, publiées dans les *Annales d'hygiène*, écartent par leurs détails mêmes, toute idée de simulation, à cette négation absolue nous avons répondu par dix-huit autres observations, également détaillées, confirmant l'efficacité de la médication, et dans l'un de ces faits, M. le professeur STOEBER, après avoir constaté d'abord l'existence de la maladie, a ensuite, la

[1] *Union médic.*, 1858.

cure faite, vérifié la guérison[1]. Que réplique M. BAIZEAU? Voici :

« Nous avons dit que nos tentatives n'avaient pas ré-
« pondu aux promesses de M. NETTER; depuis lors, chez
« une vingtaine d'autres malades, nous n'avons obtenu,
« comme précédemment, *que des effets assez insignifiants*
« (tout à l'heure ils ont été complétement nuls). Quelques
« malades ont paru éprouver une légère amélioration, mais
« aucun n'a offert une guérison complète, ainsi qu'on l'a
« observé à Strasbourg[2]. »

M. BAIZEAU est-il donc le seul qui ait essayé cette médication?

En 1858, M. le docteur VIZERIE nous a écrit de Colmar que M. le médecin principal DUSSOURT avait réussi.

Cette même année, nous trouvant à Metz avec plusieurs de nos collègues de l'armée, nous visitâmes l'hôpital militaire, où M. SCOUTETTEN nous montra un cabinet noir dans lequel, nous raconta-t-il, il venait de guérir rapidement un héméralope. Je l'ai fait promener dans la cour, nous dit-il, en plein soleil de midi, puis placer dans le cabinet, et dès le soir il était guéri.

A Oran, M. le docteur BONNARD a chargé M. BOURILLHON, médecin sous-aide, de nous remettre quatre observations détaillées de succès. M. BOURILHON a publié ces faits, il y a quelques jours, dans la *Gazette médicale de Paris*[3].

Ajoutons qu'en 1859 de nombreux cas d'héméralopie s'étant de nouveau offerts dans la citadelle de Strasbourg, M. SPILLEUX, médecin-major du 47e de ligne, expérimenta sur une assez grande échelle et..... réussit dans tous les cas. « Afin de bien asseoir ma conviction, dit M. BALDY (thèse « *sur l'héméralopie*, Strasb. 1859), j'ai suivi la plupart des « expériences de M. SPILLEUX, et toujours je les ai vues « couronnées d'un plein succès; » suivent les observations à l'appui.

Comment s'expliquer cette discordance de résultats, cette opposition absolue des insuccès de M. BAIZEAU et des suc-

[1] *Union médic.*, 1858.
[2] *Rec. de mém. de méd., de chir. et de pharm. milit.*, 1861.
[3] *No* 47, 22 *sept.* 1862.

cès d'autres expérimentateurs? La maladie ayant régné pendant ces dernières années simultanément dans des contrées diverses, il n'est pas supposable que les épidémies de la garnison de Paris aient été seules d'une nature particulière. D'autre part il est inadmissible que le nombre considérable d'individus traités et guéris de cette manière aient tous simulé; nos observations, comme celles de M. BALDY, spécifient dans plusieurs cas l'existence d'une altération des pupilles, ayant persisté même pendant le jour (dilatation permanente et paresse dans les mouvements de resserrement), symptôme concomitant assez fréquent dans l'héméralopie et que l'on ne peut simuler. Quant aux guérisons, les faits sont encore là pour les attester : les malades, traités pendant le jour dans le cabinet noir, puis amenés la nuit dans la cour, distinguaient alors nettement tout ce qu'on leur montrait. Comment donc expliquer la différence des résultats obtenus? N'est-il pas évident que cette différence tient à la manière dont on a opéré ; ainsi que nous l'avons stipulé, il ne suffit pas d'enfermer les héméralopes dans un cabinet noir en les y abandonnant à eux-mêmes; il faut qu'un infirmier reste avec eux et les surveille d'une manière constante, pour qu'ils ne se livrent point au sommeil, pour qu'ils n'aillent pas écarter les rideaux et regarder au dehors, pour qu'ils n'allument pas du feu pour fumer; lorsque pour la distribution des aliments la porte du cabinet doit s'ouvrir, l'infirmier doit préalablement faire fermer les yeux; en un mot, il faut, condition essentielle de la médication, *que la vue des héméralopes demeure soumise aux ténèbres, sans discontinuité, pendant une série de plusieurs heures et tout en exigeant qu'ils restent éveillés;* or toutes ces précautions ont-elles été prises par M. BAIZEAU? a-t-il placé auprès des malades un infirmier intelligent et sûr? Pas un mot là-dessus dans ses écrits. Il avait, dit-il, prévu d'avance l'inefficacité de la méthode, ce qui est une détestable disposition d'esprit dans n'importe quelle vérification : c'est avec le doute philosophique qu'il faut aborder les expériences, avec le doute qui ne préjuge rien, ni pour ni contre, et non pas avec un doute dédaigneux, négation anticipée. Du reste on croit volontiers ce que l'on désire, et M. BAIZEAU, opposant de la théorie de l'insolation, partisan de celle du refroidissement nocturne et de nous ne savons quel éréthisme de la rétine, ayant professé ces opinions au Val-de-Grâce, ne pouvait guère désirer voir réussir une médication dont la prompte efficacité l'aurait convaincu à ses propres yeux de l'erreur de ses conceptions systématiques. Que notre honorable collègue ne prenne pas en mauvaise part ces réflexions rendues indispensables par la proclamation répétée de ses insuccès; et en quoi ces réflexions pourraient-elles le blesser? La résistance au progrès est dans la nature même du mouvement scientifique; dans toutes les branches de nos connaissances le sort des idées nouvelles, des faits inattendus est de se heurter contre le doute et la négation, et dès lors notre manière d'envisager l'héméralopie et un traitement par les ténèbres ont dû rencontrer leur contradicteur; c'est M. Baizeau. Revenons au point de la question et répétons encore une fois que tout dépend ici de la manière de procéder, ce que tout à l'heure l'on verra encore amplement dans d'autres essais. Quant à l'objection que les héméralopes sont plongés chaque nuit dans d'épaisses ténèbres, sans cesser de rester héméralopes, cela n'est nullement sérieux: la nuit, comme nous l'avons déjà dit ailleurs, ou bien l'on dort et l'organe de la vue, plongé dans le sommeil, ne peut s'habituer à la perception de faibles quantités de lumière; ou bien l'on veille, et alors de divers côtés, soit de près, soit de loin, nous arrivent des rayons intenses que projettent les éclairages artificiels ou les astres qui brillent au firmament. C'est la continuité de l'obscurité qui dans notre médication est la condition essentielle; or la nuit, au milieu de nos habitations, cette continuité fait défaut, et même le voyageur qui cheminera nuitamment sur la grande route ne sera pas toujours à l'abri de rayons intenses, de loin une lumière de quelque ferme pouvant l'éblouir; la nuit il se peut que notre corps soit longtemps dans l'obscurité, mais c'est rarement le cas pour l'intérieur de notre appareil oculaire, du moins dans l'état de veille.

Nous voici amené à relater les faits recueillis cette année-ci encore, et qui, s'ajoutant à ceux que nous avons déjà publiés, dissiperont, espérons-nous, les derniers doutes: il n'y a rien de si obstiné que les faits.

Au printemps dernier, l'héméralopie ayant reparu à Strasbourg, M. le docteur ARMIEUX, médecin-major du 98e de ligne, expérimenta la médication à l'infirmerie de la citadelle dans le cabinet même où trois ans auparavant M. SPILLEUX avait si bien réussi. M. ARMIEUX voulut bien nous laisser disposer le local et diriger les premiers essais; ayant vu ceux-ci suivis d'un succès immédiat, il procéda seul. D'abord tout alla bien; une ou deux séances suffisaient pour la guérison complète. Mais voilà que tout à coup il y eut une interruption dans la réussite, et des héméralopes, séjournant dans le cabinet noir, n'y recouvraient point la vue. Nous fûmes prévenu de ce contre-temps et, dans la conviction que les conditions exigées n'avaient pas été remplies, nous demandâmes que l'on plaçât auprès des malades l'infirmier que nous avions dressé pour cela à l'hôpital, ce qui eut lieu. Tout aussitôt les succès recommencèrent et notre infirmier put revenir à son poste. Peu de temps après, nouveau contre-temps et même rectification; un jour, afin de surprendre la cause de ces variations, nous nous rendons inopinément à la citadelle; que trouvons-nous? la clef du cabinet sur la porte et les héméralopes abandonnés à eux-mêmes, le caporal, chargé de les surveiller, les ayant quittés. Là-dessus nous prions M. ARMIEUX de diriger sur l'hôpital les malades qui résisteraient au traitement, nous chargeant nous-même de les guérir, et notre collègue et ami veut bien se prêter encore une fois à notre désir. Neuf héméralopes nous sont ainsi envoyés, et tout aussitôt nous les guérissons tous les neuf; voici un tableau indiquant les dates de leur entrée à l'hôpital et de leur sortie.

NOMS.	DATES.		DURÉE du séjour à l'hôpital.	OBSERVATION.
	D'ENTRÉE.	DE SORTIE.		
Griffond	25 avril.	3 mai.	8 jours.	La dernière colonne indique la durée du séjour à l'hôpital, et non la durée du traitement.
Chauveau	25 avril.	2 mai.	7 »	
Rouet	25 avril.	3 mai.	8 »	
Payé	29 avril.	5 mai.	6 »	
Sergent	30 avril.	3 mai.	3 »	
Forest	19 mai.	22 mai.	3 »	
Hubert	26 mai.	30 mai.	4 »	
Forest (récidive) .	2 juillet.	5 juillet.	3 »	
Roussey	14 juillet.	19 juillet.	5 »	

Remarques. Pour nous garer contre les simulateurs, nous avons dû consacrer le premier jour à l'examen des malades, rechercher pendant le jour dans quel degré d'obscurité artificielle ils ne voyaient pas, et attendre la nuit pour constater de nouveau leur état. Placés dans le cabinet le deuxième jour de leur entrée, ils y étaient remis le lendemain pour peu qu'il leur restât encore quelque nuage devant les yeux.

Le quatrième jour on vérifiait la guérison, et le cinquième jour était prononcée la sortie qui n'avait lieu, comme d'ordinaire, que le lendemain. Exemples :

Hubert, entré à l'hôpital le 26 mai, a été mis en traitement le 27. Commencement de vision *au bout d'une heure un quart;* une heure plus tard, vision distincte; encore un léger brouillard.

Le 28. Deuxième séance à partir de quatre heures du soir; commencement de vision au bout d'*un quart d'heure.* Guérison complète, constatée la nuit dans la cour.

Le 29. Exéat.

Le 30. Sort de l'hôpital.

Roussey, entré le 14 juillet.

Le 15 juillet, première séance: amélioration sensible.

Le 16. Guérison.

Le 17. Vérification de la guérison.

Le 18. Exéat.

Le 19. Sort de l'hôpital etc.

Si, sur notre tableau, les quatre premiers malades ont eu jusqu'à huit jours de séjour à l'hôpital, c'est que, pour eux nous avons consacré un peu plus de temps à l'examen de la vue, soit avant soit après la mise en traitement.

On le voit, tout dépend ici du *modus faciendi*, comme l'a dit notre ami le docteur EISSEN qui, nous ayant un jour accompagné dans une de nos visites à la citadelle, a pu juger des choses par lui-même (voir la note publiée par notre confrère à ce sujet : *Gaz. méd. de Strasb.*, 1862).

Cela était tellement évident que les malades eux-mêmes en ont fait la remarque; nous avons demandé à l'un de ces héméralopes guéris à l'hôpital, pourquoi le traitement n'avait pas réussi dans le cabinet de la citadelle : « Cela n'est pas étonnant, nous répondit-il; là-bas les hommes entraient et sortaient à tous moments pour satisfaire leurs besoins, et quand la porte s'ouvrait nous étions éblouis. » Que l'on dise de notre médication qu'elle n'est pas commode, nous l'admettons d'autant plus volontiers que M. le docteur ARMIEUX, logé à la citadelle, tout près de l'infirmerie, s'y rendait très-fréquemment pour la surveillance, et cependant, il se trouve que les conditions n'ont pas été observées. La médication n'est pas commode! là n'est pas la question; il s'agit de savoir si elle est oui ou non efficace; les perfectionnements pourront venir après.

Afin d'enlever les derniers doutes, pour surcroît d'évidence, nous avons prié M. le professeur STOEBER d'examiner un héméralope à sa clinique ophthalmologique, nous engageant à le lui ramener guéri d'une clinique à l'autre; ce qui eut lieu. Avant de transcrire cette autre observation, et afin d'en faire ressortir la portée, nous devons rapporter un passage du mémoire de M. BAIZEAU.

«Peu d'affections, a dit cet auteur, sont susceptibles de « jeter plus souvent les expérimentateurs dans l'erreur. Cette « maladie se guérissant spontanément, quelquefois brusque- « ment du jour au lendemain, le plus ordinairement après « quatre ou huit jours de durée, il est indispensable *de lais- « ser les malades dans un repos de huit à quinze jours avant « d'en faire l'essai.* Alors seulement on peut avoir la certi- « tude de ne pas être trompé. » Or voici le fait soumis à la vérification de M. STOEBER, et dont les circonstances vont bien au delà des exigences stipulées par notre collègue de l'armée.

Le 21 mars dernier, entre à l'hôpital de Strasbourg, le nommé G...., soldat au 13e d'artillerie, atteint de chancres et d'une adénite considérable à l'aîne; ce malade se plaint en même temps de ne pas y voir la nuit, cécité dont l'invasion remonterait à quinze jours. Naturellement nous rassurons G..... sur l'état de sa vue; « votre cécité, lui disons-nous, n'a pas d'importance et se dissipera d'elle-même, pendant le long séjour d'hôpital que nécessitera le traitement de votre affection syphilitique; » or il n'en a pas été ainsi.

Du 21 mars, date de l'entrée à l'hôpital, jusqu'au 30 mai, c'est-à-dire pendant 68 jours, le malade est soumis au traitement antisyphilitique, et l'adénite qui a suppuré est traitée par les vésicatoires, ce qui force à garder le lit.

Le 30 mai, au bout de 68 jours, le bubon a disparu, à part un restant d'engorgement à l'aîne. G..... nous ayant à plusieurs reprises, et ce jour-là encore, reparlé de sa cécité nocturne qui se maintenait au même degré, nous examinons alors attentivement l'état de ses yeux ; la conjonctive et la sclérotique sont légèrement injectées, et les pupilles, notablement dilatées, se contractent très-lentement à la lumière du grand jour. Nous entrons avec le malade dans un cabinet borgne dont la porte est d'abord largement ouverte, puis successivement poussée : l'obscurité allant ainsi en augmentant, il arrive un moment où G..... nous dit être dans les ténèbres, tandis que nous et nos aides nous distinguons encore toutes choses avec assez de netteté. La nuit venue, amené dans la cour, il y est complétement aveugle.

Toute idée de simulation est ici inadmissible; le malade se trouve à l'hôpital et il n'a pas encore été question de le faire sortir : il connaît par ouï-dire le traitement qui lui sera appliqué, et il sait que ce traitement ne durera qu'un jour ou deux : au surplus l'état seul des pupilles dénote l'existence d'une affection de l'œil.

Le 3 juin, G..... est amené à la clinique de M. Stoeber qui, en présence des élèves, l'interroge et reçoit de lui les renseignements que nous venons de rapporter; après cela, examinant l'état des yeux, le professeur constate que les pupilles sont dilatées et paresseuses; finalement le malade, amené dans un cabinet obscur où tout autre voit, se trouve être aveugle; ce qui était obscurité pour les assistants, est ténèbres pour lui.

Le 4. Première séance de *midi à neuf heures du soir :* insuccès. Le malade ne parvient pas à voir dans le cabinet, et le soir dans la cour sa cécité est complète, échec que nous attribuons à l'ancienneté du cas, et par suite à une insuffisance dans la durée de la séance.

Le 5. Deuxième séance dans le cabinet ténébreux, cette fois-ci *à partir de neuf heures du matin :* commencement de vision à trois heures de l'après-midi ; après cela, amélioration graduelle, et le même soir, dans la cour, G....

distingue tout très-bien, se promenant seul dans un fourré d'arbres, sans tâtonner et ne se heurtant nulle part.

Le 6. Notre homme est ramené à la clinique, raconte ce qui vient d'être dit, et M. le professeur Stoeber constate que ses pupilles ne sont plus dilatées et qu'elles fonctionnent régulièrement; ajoutons que dans l'obscurité artificielle où pour G..... tout avait été ténèbres à la précédente clinique, maintenant les choses se passent sur lui comme sur tout autre.

Ce fait n'est-il pas encore assez probant? En voici d'autres.

Parmi les personnes fréquentant la clinique s'est trouvé M. le docteur Louis, aide-major de première classe au 13e d'artillerie; vivement frappé de notre succès, ce médecin expérimenta tout aussitôt la médication à l'infirmerie de son régiment, et voici de sa part une note constatant les résultats qu'il a obtenus.

Note sur l'héméralopie et le traitement par les cabinets ténébreux, par M. Louis, *médecin aide-major de 1re classe au 13e d'artillerie.*

« L'héméralopie est une affection que nous voyons presque chaque année régner épidémiquement dans nos casernes, au printemps; le plus souvent la guérison est spontanée; cependant dans les cas les plus bénins la durée est d'au moins un ou deux septenaires, et pendant ce temps le soldat est dans l'impossibilité de faire un service de nuit et se trouve en outre exposé à des accidents, lorsque par une circonstance quelconque il est dans la nécessité de sortir seul de la chambre, une fois le soleil couché.

« M. le professeur Stoeber distingue deux sortes d'héméralopie; l'une, la plus rare, est une maladie intermittente, utilement combattue par les antipériodiques; l'autre, la plus fréquente, épidémique, ne résiste pas au traitement par l'obscurité, préconisé par M. Netter.

« Dans les premiers jours de mai, quelques cas d'héméralopie se manifestèrent à la caserne d'Austerlitz; ces cas devenant plus nombreux, nous fîmes disposer, avec l'assentiment du médecin-major de notre régiment, une petite pièce de l'infirmerie en cabinet noir; ce cabinet est tellement ténébreux qu'il nous a fallu y séjourner près de vingt minutes pour parvenir à distinguer un peu les murs. Nous avons fait un choix scrupuleux des hommes à traiter : les quatre malades dont nous allons relater les observations, tous excellents sujets, étaient atteints d'héméralopie déjà depuis plusieurs semaines, et leur maladie était de notoriété publique dans la caserne. Tous les quatre ont été guéris radicalement par un séjour de moins de trois heures dans la chambre noire : ces hommes, désireux de guérir, ont consacré tout le temps de leur réclusion à faire tous leurs efforts pour voir. Nous nous proposions de continuer ce mode de traitement sur une douzaine d'autres malades dont l'affection était récente, lorsque par suite d'orages journaliers et de vent d'ouest persistant, le ciel fut pendant plusieurs jours de suite pluvieux ou couvert, et la cécité disparut chez eux spontanément.

« *Première observation.* François Acquart, deuxième conducteur à la 2e batterie, bonne constitution, héméralope depuis environ deux mois. Rien dans l'examen simultané des yeux ne nous paraît anormal, à part toutefois un peu de paresse dans les mouvements pupillaires. Cet homme n'accuse ni douleur ni fatigue de la vue ; il n'a pas de larmoiement ; chez lui la maladie a débuté brusquement ; un soir dans les premiers jours d'avril, après le coucher du soleil, il est très-étonné de se trouver complétement aveugle ; comme le lendemain à son réveil sa vue est normale et que du reste la même affection survient chez plusieurs de ses camarades, il néglige de se faire porter malade. Un soir le maréchal-des-logis, surveillant l'infirmerie, l'aperçoit dans la cour du quartier, cherchant de tous côtés à s'orienter pour rejoindre l'escalier de sa chambrée ; il l'engage à venir à la visite du lendemain, et après quelques jours d'observation nous le plaçons après la soupe du soir dans le cabinet ténébreux, en l'engageant à faire tous ses efforts pour y voir. A la nuit close, le 30 mai, il sort très-surpris de jouir de sa vision normale. La maladie ne s'est pas reproduite.

« *Deuxième observation.* Duchesnes, premier servant, 1re batterie, tempérament lymphatique, est atteint d'héméralopie pendant son séjour à l'hôpital de Schlestadt, où il était entré pour une entorse du genou ; traité sans résultat par cinq doses de sulfate de quinine pour son héméralopie et, incomplétement guéri de son entorse, il sort de l'hôpital, arrive à Strasbourg et entre à l'infirmerie du corps le 5 mai. Comme le précédent, il n'accuse ni douleur ni fatigue de la vue, il n'a pas non plus de larmoiement; les mouvements de la pupille sont presque nuls. Chez lui l'affection a débuté le 3 avril par une diminution graduelle de la vision après le coucher du soleil. Depuis une quinzaine la vision est complétement nulle le soir; le 29 mai dans l'après-midi il aide l'infirmier à préparer le cabinet noir, séjourne ainsi dans une demi-obscurité pendant plus d'une heure et le soir il commence à voir un peu. Le lendemain il passe deux heures et demie dans le cabinet et, la nuit close, il sort avec sa vue complétement rétablie; il n'y a pas eu de récidive.

« *Troisième observation.* Vaxeller, deuxième conducteur à la 3e batterie, bonne constitution, atteint d'héméralopie depuis le 16 février dernier. Cet homme est myope; il s'est aperçu qu'insensiblement sa vue est moins nette le soir; il ne pouvait plus lire à la lumière, ses yeux étaient pesants, larmoyants et même douloureux lorsqu'il s'était trouvé exposé au soleil pendant une manœuvre, le matin les paupières sont un peu collées; il a une conjonctivite légère qui cède en deux jours à des lotions légèrement astringentes; les pupilles sont normales. Depuis le milieu d'avril, une fois le soleil couché, il ne voit absolument rien que des brouillards blancs et bleus qui deviennent chaque soir plus épais. Le 2 juin au soir, traité par la gymnastique oculaire dans le cabinet ténébreux, il en sort au bout de deux heures et demie, très-étonné de jouir de sa vision normale.

« *Quatrième observation.* Cloud Perrichond, deuxième servant à la 1re batterie, bonne constitution; le 6 avril, après une journée de pêche par un beau soleil, s'est trouvé tout à coup aveugle le soir; cet homme n'éprouvait ni douleur ni fatigue oculaire. Comme le lendemain la vision est normale et qu'il ne souffre nullement, il conserve sa maladie treize jours et se trouve guéri sans avoir fait la moindre médication. A son arrivée à Strasbourg, fin avril, il est pris d'une varioloïde légère; pendant sa convalescence, le 7 mai, étant à l'infirmerie, l'héméralopie reparaît brusquement.

Cet homme a les pupilles dilatées, immobiles; une fois le soleil couché il ne voit absolument que des brouillards intenses; chez lui il y a cette particularité, c'est qu'en fixant un objet ou une personne à quelques pas devant lui, pendant une ou deux minutes, il peut voir l'objet et reconnaître la personne, mais vient-il à détourner la tête et à regarder à droite ou à gauche, la cécité est complète. Traité comme les précédents, une seule séance de deux heures et demie dans le cabinet ténébreux l'a débarrassé de sa maladie. »

Les observations produites par M. le docteur LOUIS nous paraissent intéressantes à des points de vue divers.

On y voit d'abord que ce que M. BAIZEAU dit d'un éréthisme de la rétine dans l'héméralopie est une erreur manifeste, la plupart de ces malades, dit M. LOUIS, n'ayant éprouvé ni douleur ni fatigue oculaire, et cette assertion concorde avec l'observation générale qui conclut au contraire à l'*atonie*, à la *torpeur* (voir entre autres SICHEL, passage cité). Lorsque dans l'héméralopie il y a douleur et fatigue oculaire, c'est qu'en même temps il existe une conjonctivite plus ou moins intense.

Un des malades de M. le docteur LOUIS a offert la particularité qu'en fixant un objet ou une personne à quelques pas devant lui, pendant une ou deux minutes, il voyait cette personne ou cet objet; mais venait-il à regarder à droite ou à gauche, la cécité était complète. Ce fait rappelle à notre souvenir un autre analogue que nous avons observé nous-même. Au printemps dernier, un héméralope, d'abord complétement aveugle dans l'obscurité, avait été traité dans le cabinet ténébreux ; or, amené le soir dans la cour, il voyait distinctement tout ce qui se trouvait directement devant lui, tandis que sur les côtés tout était encore pour lui ténèbres; le lendemain une nouvelle séance dans le cabinet dissipa ce restant de cécité. Ajoutons, comme autre exemple de cas rares, qu'il y a de ces malades chez lesquels la vision nocturne s'opère assez bien lorsque, la tête étant inclinée vers le sol, ils louchent fortement en haut : *en regardant en bas*, disent-ils, *nous voyons en haut*, singularité déjà notée par MM. BARDINET et BALDY.

Troisième remarque : M. le docteur Louis, après avoir guéri les quatre premiers héméralopes, allait continuer le traitement sur une douzaine d'autres, lorsque le temps s'étant mis à la pluie, la petite épidémie ne tarda pas à cesser d'elle-même. La pluie, avons-nous dit ailleurs, c'est l'obscurité relative du ciel : « dès que les pluies reviennent en juin, a dit Chamseru, les héméralopies disparaissent. » En 1856, dit M. Baizeau, des pluies abondantes ayant *refroidi* (lisez obscurci) l'atmosphère, les héméralopies cessèrent de se montrer pour reparaître quelques jours après avec le retour des *chaleurs* (lisez avec le retour du soleil)[1].

Une remarque dernière et dominante est celle-ci : comment se fait-il que M. Louis qui a expérimenté en dehors de tout concours de notre part, se trouve avoir réussi tout de suite dans une série de cas, sans contre-temps aucun? Ne serait-ce pas qu'il a eu foi dans la médication et qu'il aura procédé en conséquence? Il avait entendu M. le professeur Stœber approuver la médication, vu lui même le malade que nous avons présenté à la clinique immédiatement avant et après la guérison, et dès lors, ne doutant plus, il a veillé à la stricte exécution des conditions stipulées; ajoutons que le surveillant de son infirmerie est un sous-officier d'artillerie, homme intelligent.

Ainsi nous avons démontré que la médication par les cabinets ténébreux est efficace dans tous les cas d'héméralopie épidémique, récents ou anciens, même quand la maladie a déjà résisté à une expectation prolongée, comme chez notre syphylitique, alité depuis plus de deux mois avant la mise en traitement. Nous voulons maintenant prouver que cette médication opère son effet là où ont échoué toute sorte d'autres moyens, réputés héroïques : l'observation suivante a été également recueillie par un de nos collègues des régiments.

[1] Comment les héméralopies, que M. Baizeau attribue au *refroidissement nocturne*, auraient-elles cessé parce que l'atmosphère s'est refroidie ?... Ce que c'est que de soutenir une mauvaise cause !

Un ciel couvert, n'est-ce pas un *voile* que la nature met devant le soleil ?

Cas d'héméralopie, qui, après avoir été rebelle à divers moyens de traitement employés pendant vingt jours, a été guéri radicalement par une seule séance dans le cabinet ténébreux, *par* M. RASEZ, *médecin-major du 4e bataillon de chasseurs à pied.*

« Claude Bosse, chasseur à la septième compagnie du 4e bataillon de chasseurs à pied, était atteint d'héméralopie depuis trois mois environ, quand il s'est présenté pour la première fois à notre visite. Les yeux étaient rouges, larmoyants, et le matin les paupières étaient collées par une matière poisseuse et blanchâtre. La perte de la vue était complète dès l'arrivée de la nuit. Cet homme, à l'exemple de plusieurs autres camarades qui étaient atteints d'héméralopie comme lui et qui avaient guéri sans remèdes ni médecins, avait négligé de réclamer les secours, espérant guérir spontanément.

« *Prescriptions.* Lotions émollientes avec de l'eau de guimauve; puis l'irritation de la conjonctive étant calmée, fumigations de vapeurs de foie de bœuf, employées pendant quatre jours. — Au bout de deux jours, légère amélioration dans l'état de la vue. A la lumière artificielle le malade aperçoit vaguement les objets; mais il ne voit pas assez pour marcher avec assurance sans le bras d'un camarade. Vu l'inefficacité des vapeurs de bouillon de foie de bœuf, on les remplace par des fumigations de foie de bœuf rôti sur des charbons incandescents, substitution qui, dans plusieurs autres cas d'héméralopie, avait réussi. Cette fois le changement dans le mode d'administration du foie de bœuf ne fut suivi d'aucun succès.

« Enfin, après avoir eu recours sans plus d'avantage aux vapeurs d'éther et d'ammoniaque, à la privation de la lumière par un mouchoir placé devant les yeux, aux vomitifs, à la pommade de la veuve Farnier, moyens variés qui avaient réussi dans plusieurs autres cas d'héméralopie traités à la caserne, nous avons envoyé le malade à l'hôpital le 1er juillet, avec prière de le confier aux soins de M. NETTER. Le malade, entré à l'hôpital le 1er juillet, fut mis dans le cabinet noir le 2; le soir du même jour, guérison complète. Le 3, deuxième séance dans le cabinet noir : confirmation de la guérison. Le malade sort de l'hôpital le 4 juillet. Depuis cette époque la guérison ne s'est pas démentie. »

Il résulte de cet exposé que les faits thérapeutiques, tout comme les faits étiologiques, démontrent la proposition émise plus haut, à savoir, que l'héméralopie et l'éblouissement solaire ne constituent, degré d'intensité et de ténacité à part, qu'un seul et même phénomène, provenant d'une même cause et se dissipant dans des conditions identiques. Et maintenant divers détails, jugés bizarres à d'autres points de vue, s'expliqueront en quelque sorte d'eux-mêmes.

Effet d'insolation, éblouissement, l'héméralopie surgit brusquement, sans nul symptôme précurseur.

Très-souvent cette affection disparaît aussi inopinément qu'elle s'est montrée : ciel couvert dans la journée, séjour prolongé dans une pièce un peu sombre, *peut-être* une nuit accidentellement sans sommeil dans l'obscurité des chambrées etc.

Dans l'ignorance de ce mécanisme de guérison spontanée, les praticiens ont naturellement dû obtenir des succès avec les moyens les plus divers, avec les saignées, les vomitifs, les purgatifs, les fumigations de vapeurs de foie de bœuf ou vapeurs d'eau pure, avec les collyres de toute sorte, y compris ceux de sulfate de quinine, avec les vésicatoires, avec la cautérisation de la cornée et finalement avec une cuillerée d'huile de foie de morue, ingérée dans l'estomac. Il est fâcheux, dit M. Bardinet, que toutes ces médications héroïques s'adressent à une maladie qui disparaît souvent d'elle-même, et qu'il suffise d'un nuage au ciel pour leur faire concurrence. Cependant, en faisant cette remarque, voulons-nous prétendre qu'à part le traitement par l'obscurité, nul autre ne soit efficace? Loin de nous cette pensée.

Chez l'héméralope, il existe évidemment une lésion oculaire; or pourquoi cette lésion ne serait-elle pas attaquable par d'autres moyens que le nôtre? Nous ne nions donc l'efficacité d'aucune de ces médications; seulement, dirons-nous, il s'agit de démontrer leur action. Et que d'illusions possibles en face d'une affection pouvant disparaître du jour au lendemain sous l'influence d'un peu d'obscurité!

Remarquez combien l'erreur est facile.

Pendant des siècles on a vanté les fumigations de foie de bœuf, administrées sous un voile qui recouvrait la tête du malade ; à ces fumigations jécorales, M. BAIZEAU a substitué avec autant de succès les fumigations de vapeurs d'eau pure ; n'y a-t-il pas lieu de simplifier encore l'opération et d'expérimenter dorénavant avec le *voile seul?*

Il n'y a pas longtemps, nous avons vu un héméralope qu'on venait de cautériser avec le nitrate d'argent : il souffrait vivement et le grand jour augmentait sa douleur : aussi, couché sur son lit, s'était-il caché la tête sous la couverture. A la demande qui lui a été faite à la visite du lendemain, s'il avait vu clair pendant la nuit : « oui, oui, se hâta-t-il de répondre, » et ce succès fut enregistré avec beaucoup d'autres.

Il y a des praticiens qui traitent encore l'héméralopie par les vésicatoires qu'ils appliquent à la nuque et, comme d'ordinaire, le soir : voilà donc des nuits en grande partie sans sommeil. Ne pourrait-on pas tenir les malades éveillés, en leur faisant boire, par exemple, du café noir ; une ou deux demi-tasses que l'on édulcorerait avec du sucre ! Pourquoi pas? ce moyen serait en tout cas plus rationnel que l'ingestion de deux cuillerées d'huile de foie de morue, plus agréable et au moins aussi commode.

Voulez-vous vous fixer définitivement sur l'utilité de vos remèdes? Appliquez-les dans un cabinet noir même, et si vous parvenez à diminuer le temps nécessaire aux héméralopes pour y voir, alors, mais alors seulement, vous serez en droit de conclure à telle ou telle action thérapeutique ; autrement, si pendant deux, trois jours et plus, vous médicamentez chaque matin, remettant à l'arrivée des nuits la constatation des effets produits, vous serez toujours exposé à vous tromper : un nuage au ciel peut vous faire concurrence et guérir les malades à votre insu.

« C'est pour n'avoir pas tenu compte des guérisons spon-« tanées, dit M. BAIZEAU lui-même, que bien des médecins « se sont fait illusion sur des moyens thérapeutiques qu'ils « ont regardés comme très-efficaces et dont les effets sont « en réalité plus que suspects. »

Cette remarque serait-elle applicable à notre traitement aussi? Évidemment non : voici un héméralope amené dans le cabinet noir; à côté de lui l'infirmier voit au bout d'un quart d'heure et lui reste aveugle; donc l'inaptitude à saisir de faibles quantités de lumière, c'est-à-dire l'héméralopie, existe au moment de la mise en traitement. Cependant au bout de deux à trois heures la cécité du malade se dissipe également; dans ce court laps de temps n'a pu intervenir aucune autre circonstance susceptible d'induire en erreur; donc c'est le séjour prolongé dans l'obscurité qui a opéré la guérison.

Ici la promptitude de l'effet ne permet pas le doute, et l'on peut dire du cabinet noir qu'il est un moyen à la fois de diagnostic et de guérison.

Cependant, et nous l'avons déjà reconnu, notre médication n'est pas commode; elle est d'un grand ennui, non pas tant pour les malades, que la certitude d'une guérison prochaine arme de patience, mais pour les infirmiers, chargés de rester avec eux pendant une série d'heures, aujourd'hui avec l'un, demain avec l'autre, et aussi pour les médecins qui, voulant surveiller l'exécution du traitement, sont obligés à chacune de leurs visites d'attendre trop longtemps que leur propre éblouissement se soit dissipé; pourrait-on perfectionner la méthode? Jusqu'ici nous avons opéré dans des milieux tellement ténébreux, qu'il nous fallait à nous-même un quart d'heure pour y voir : des ténèbres moindres, et par conséquent moins pénibles pour ceux qui concourent au traitement, suffiraient-elles? Pourrait-on utiliser dans ce but l'obcurité de la nuit, en obtenant par tel ou tel moyen que les malades restassent éveillés, tout en demeurant en dehors de l'atteinte de rayons lumineux intenses? Ce sont là des essais à tenter et auxquels nous nous livrerons dès que l'occasion se représentera, si nous obtenons pour cela, comme nous l'espérons, l'appui et le concours nécessaires.

Abordons un autre ordre de considérations. Comment s'expliquer les guérisons que nous avons obtenues? Serait-ce tout simplement que chez l'héméralope, la vue fatiguée par un excès d'insolation reprendrait sa force habituelle dans un cabinet noir, parce que là elle se trouve soustraite pendant quelque temps à toute lumière intense? Le séjour dans les ténèbres serait-il uniquement pour la rétine une condition *de repos?* mais alors vient l'objection : pourquoi les héméralopes ne guérissent-ils pas pendant qu'ils dorment, et réveillés dans le cours de la nuit au bout de deux, quatre et six heures de sommeil, ne cessent-ils pas d'être aveugles? Pourquoi, le matin, avant le retour de la lumière solaire, ne voient-ils pas? Pour la rétine, comme pour le restant du système nerveux de la vie de relation, quel meilleur repos que le sommeil? Est-ce que par hasard, au lieu de cette influence négative, passive, l'obscurité exercerait sur la vue une action réelle? Qu'est-ce que l'obscurité et les ténèbres? nous l'avons déjà rappelé, une diminution de plus en plus grande de la lumière, analogue à la fraîcheur et au froid, diminutions du calorique: or l'influence exercée sur l'organisme par le froid est-elle passive ou active? D'autre part, si pendant des siècles on n'a vu dans la dilatation pupillaire qu'un phénomène purement passif, on sait aujourd'hui que tel n'en est pas le caractère; la dilatation est un phénomène aussi actif que le resserrement, disent nos modernes; or qu'est-ce que la dilatation de la pupille sinon un effet de l'obscurité? Dès que nous fermons les yeux, les pupilles se dilatent; dès que nous tournons nos regards vers quelque endroit sombre, les pupilles se dilatent; dans les ténèbres cet élargissement atteint son maximum (BÉCLARD, *Traité de physiol.*). On voit déjà à ces premières questions soulevées par notre sujet que celui-ci n'est pas indigne d'une attention sérieuse.

Ajoutons que si l'héméralopie épidémique est une affection sans gravité et dont la pratique médicale peut ne se préoccuper que médiocrement, ce n'en est pas moins une cécité partielle, une variété d'amaurose classée, dans les traités d'ophthalmologie, à côté des plus redoutables maladies de la vue. Existe-t-il quelque rapport entre l'héméralopie épidémique et d'autres affections amaurotiques? Y a-t-il lieu d'étendre le traitement par l'obscurité à d'autres lésions oculaires, par exemple à l'héméralopie congénitale, question qui nous a été déjà deux fois posée?

Bref, l'héméralopie épidémique, éblouissement solaire excessif, exagération d'un phénomène normal, rentre de plein droit dans les études de la physiologie et, d'un autre côté, comme maladie, elle appartient à la pathologie: c'est donc du double point de vue, physiologique et pathologique, que nous sommes amené à envisager notre question, et ici ce sont encore des idées nouvelles que nous devrons émettre.

Considérations physiologiques et pathologiques.

Le mouvement de la dilatation des pupilles, phénomène instantané de la vision dans l'obscurité, est devenu dans ces dernières années l'objet de travaux fort remarquables; c'est ainsi qu'on a découvert dans l'iris des fibres spéciales, dites *rayonnées*, constituant un véritable muscle dilatateur, fibres antagonistes des fibres centrales et circulaires (sphincter); puis l'on a constaté que le muscle dilatateur avait pour nerf moteur un filet du grand sympathique; enfin en 1851, MM. Budge et Waller ont reconnu que l'origine première du mouvement émanait d'une portion de la moelle dite *cilio-spinale*. C'est là où en est aujourd'hui cette question; or est-ce là qu'elle doit s'arrêter? Qu'une personne se place dans un milieu ténébreux, et tout aussitôt ses pupilles se dilatent, et la dilatation, dit M. Béclard, arrive alors à son maximum: qu'est-ce donc que l'obscurité pour exciter la région cilio-spinale et par contre-coup le grand sympathique et les fibres rayonnées de l'iris? Les ténèbres, c'est chose négative; dans les ténèbres, quelques rayons existent autour de nous, mais ils sont en trop faible quantité pour impressionner la rétine, et s'ils agissaient, ce serait, eu égard aux effets connus de la lumière, dans le sens du rétrécissement des pupilles et non de leur dilatation; comment donc les ténèbres, chose négative, demanderons-nous encore une fois, constituent-elles un stimulant pour une portion de la moelle? comment un organe renfermé dans la colonne vertébrale est-il impressionné au moment même où, loin de lui, l'œil se trouve manquer de lumière? n'est-ce pas ainsi que la question doit être posée? or la seule réponse possible nous paraît être la suivante :

La physiologie admet deux sortes de sensations, les unes qu'elle appelle *externes*, effets des impressions que produisent sur nous les divers agents de la nature (saveurs causées par les corps sapides, bruits et sons dus aux vibrations atmosphériques), les autres, dites *internes*, sensations de privation, désignées aussi sous le nom caractéristique de *besoins;* exemples: faim et soif, sensations de privation d'aliments et de boissons.

Parmi ces besoins organiques, dit la physiologie, il y en a qui existent à notre insu, dans l'intimité des tissus, et qu'à cause de cela elle appelle *non sentis, non perçus;* c'est ainsi que M. CH. ROBIN admet que le poumon éprouve, ressent à notre insu le besoin de l'air atmosphérique, et c'est ce besoin qui serait la cause première des mouvements thoraciques de l'inspiration. « Le siége du besoin d'inspiration, « dit cet auteur, paraît être dans le poumon, et plus spé« cialement dans la muqueuse qui tapisse les bronches; *ce « besoin est à la respiration* ce que la faim est à la digestion. »

« On donne le nom d'*action réflexe*, dit de son côté M. BÉ« CLARD, à la propriété du système nerveux, en vertu de la« quelle des mouvements succèdent à des impressions, *sans « que ces impressions aient été senties ou perçues*[1]. »

Partant de là, et pour revenir à notre question, nous nous croyons fondé à dire que si dans l'obscurité la portion ciliospinale de la moelle entre en action, c'est sous l'influence d'un besoin de lumière siégeant dans la rétine; en d'autres termes, si dans l'obscurité les pupilles se dilatent, comme on dit activement, pour favoriser l'entrée des rayons dans l'œil, c'est parce que la rétine ressent le besoin de la lumière, et dès lors la rétine ne serait pas une membrane inerte qui, tapissant le fond noir de l'œil, ferait simplement l'office d'un écran de *chambre obscure*, recevant passivement les images qui viennent s'y peindre, mais un organe vivant, actif, ressentant le besoin de la lumière, *voulant* la lumière[2].

Cela posé, une autre question se présente.

[1] *Traité de physiologie de* M. BÉCLARD; *Éléments de physiologie de* M. BÉRAUD, revus par M. CH. ROBIN.

[2] MÜLLER admet, outre les sensations de lumière et de couleurs, *une sensation de l'obscurité.*

Quelques auteurs, est-il dit dans l'ouvrage de M. BÉRAUD, ont attribué *une sensation interne* à l'appareil de la vue.

[2] La nuit, quand nous dormons et quoique les yeux soient fermés, les pupilles ne sont pas dilatées; *pendant le sommeil*, dit MÜLLER,

HALLER rapporte qu'un nommé Boylean, enfermé dans un cachot souterrain et profondément ténébreux, parvint à y voir si bien qu'il put suivre des yeux les souris courant autour de lui.

Un Anglais, dit BOYER, enfermé pour une accusation grave dans un cachot obscur, fut d'abord *un mois entier* sans y rien voir; peu à peu il distingua tous les objets qui l'environnaient et qui étaient invisibles pour toute autre personne.

LARREY rapporte l'histoire d'un vieillard, détenu pendant trente-trois ans dans un cachot ténébreux du bagne de Brest; sa vue y avait acquis un tel degré de puissance qu'il distinguait la nuit les objets les plus ténus.

Tous ces malheureux, une fois rendus à la liberté, se trouvèrent atteints d'une photophobie intense (cécité diurne, nyctalopie.)

Il y a d'autant moins lieu de douter de ces faits dont le dernier, observé par LARREY, est parfaitement authentique, que quiconque aura la patience de séjourner quelque temps dans des ténèbres modérées, les constatera dans une certaine mesure sur lui-même.

Plus les ténèbres sont épaisses, plus il faut de temps pour que le noir que l'on a devant les yenx se dissipe, et après cela la vision se développera de plus en plus; que dit-on pour expliquer cette succession de phénomènes? que dans l'obscurité la rétine se remet peu à peu des ébranlements qu'elle a préalablement subis au grand jour, et c'est seulement après être revenue à un état dit *de repos* qu'elle est susceptible de recevoir de faibles images. Mais s'il en était ainsi, deux personnes d'abord placées dans d'identiques conditions d'éclairage, puis introduites dans deux milieux, dont l'un serait notablement plus ténébreux que l'autre, devraient y retrouver la vue au bout d'un temps égal, les

elles sont rétrécies. Ne serait-ce pas que, dans le sommeil, la rétine, organe de la vie de relation, ne ressentant plus son besoin habituel, la dilatation pupillaire, effet direct de ce besoin, à son tour ne se produit plus; pourquoi alors, la lumière n'agissant pas, les pupilles sont-elles précisément rétrécies, au lieu de conserver une amplitude intermédiaire? « Les muscles sphincters, dit M. BÉCLARD, ferment les orifices qu'ils circonscrivent en vertu de leur tonicité particulière. »

ébranlements antérieurement subis par la rétine ayant été les mêmes, et devant dans les deux cas mettre le même temps à s'apaiser : nous nous sommes assuré qu'il y avait sous ce rapport des différences considérables. Serait-ce la dilatation pupillaire qui, selon le cas, arriverait plus ou moins lentement au degré d'amplitude nécessaire? Nous avons placé dans notre cabinet noir une personne dont les pupilles avaient été préalablement dilatées au moyen de l'atropine, et les ténèbres ont été pour elle les mêmes que pour toute autre, et dès lors il faut admettre qu'il y a ici encore autre chose qu'une question de dilatation pupillaire et d'ébranlements se calmant peu à peu; quoi?

Est-ce qu'en regardant sans cesse de tous côtés, en *cherchant à voir*, nous atteignons ainsi le but par un effort de notre volonté? *L'attention*, dit Müller, hâte la vision.

Ou bien est-ce la rétine elle-même qui ressentant le besoin de la lumière, qui voulant la lumière, *s'accomoderait* spontanément à l'insuffisance du fluide ambiant? ou bien est-ce à la fois l'un et l'autre mécanisme? Nous croyons que c'est la dernière explication qui est la vraie; dans notre pensée, et tout à l'heure nous espérons la justifier, il en serait sous certains rapports de l'œil vis-à-vis de la lumière, comme du poumon relativement au fluide calorique, l'organe thoracique, comme on le sait, activant de lui-même ses combustions dans les milieux à température basse, et nous, nous aidons alors la nature, en nous couvrant de vêtements épais, nous donnant de l'exercice etc....; nous croyons que la dilatation pupillaire n'est pas le seul mouvement d'appel de rayons, provoqué par le besoin que ressent la rétine, mais que dans cette dernière membrane elle-même un autre mouvement se passe concomitamment, certains éléments de son organisation fonctionnant spécialement dans cette circonstance, effort spontané de la nature que nous ne faisons également qu'aider, quand dans l'obscurité nous regardons de tous côtés, cherchant à voir : hâtons-nous d'apporter à l'appui de notre opinion des preuves sinon certaines, du moins à notre appréciation très-probables.

A. La rétine est une membrane extrêmement compliquée, se composant d'avant en arrière de six couches différentes, couche nerveuse, couche des bâtonnets et des cônes, couche granuleuse externe, couche granuleuse interne, deuxième couche nerveuse, couche limitante (KÖLLIKER). Quant à la fonction spéciale de chacune de ces couches, si rien à ce sujet n'est décidément acquis à la science, il est néanmoins une opinion qui a cours sur le rôle que jouerait l'une d'elles, opinion tellement accréditée que dans un de nos ouvrages modernes d'ophthalmologie, nous la trouvons exposée comme chose démontrée; on lit ce qui suit dans le *Diagnostic des maladies des yeux à l'aide de l'ophthalmoscope* par M. GUÉRINEAU :

« La couche nerveuse excessivement mince que nous ve-« nons de décrire (la première en avant), dit l'auteur, est « tapissée sur sa convexité par la couche des baguettes ou « appareil *catoptrique* de l'œil. Cet appareil est formé par « une série de corpuscules, doués d'une grande transpa-« rence, réfractant fortement la lumière, disposés verticale-« ment en forme de palissades, ne laissant aucun espace « entre eux, très-fortement appuyés les uns contre les « autres.

« Lorsqu'un rayon lumineux, après avoir traversé la « membrane nervée *qu'il impressionne une première fois*, « vient tomber sur un de ces corpuscules, *il se réfléchit sur « sa surface*, et traverse de nouveau la membrane nervée, « *ainsi impressionnée une seconde fois.*

« L'appareil catoptrique et l'appareil sensitif que nous « venons de décrire ne forment qu'un tout unique sous la « pointe du scalpel, et *portaient avant les études microsco-« piques actuelles le nom de* rétine. »

On voit par cet extrait que l'idée d'un appareil spécial, existant dans l'intérieur de la rétine, arrêtant la lumière à son passage et la réfléchissant, la concentrant sur la partie sensible de l'organe, on voit que cette idée est déjà acceptée en principe; or il y a ici une particularité à laquelle, ce nous semble, on n'a pas fait attention.

Quand par une belle journée nous nous trouvons en dehors de nos habitations, ayant devant nous des endroits éclairés par le soleil, et d'autres qui sont dans l'ombre, que nous nous tournions d'un côté ou de l'autre, nous distinguons instantanément tout ce qui s'offre ici et là à nos regards. Cependant d'un endroit à l'autre la différence de lumière est considérable, et même énorme. «*L'ombre d'un corps*, dit la physique, *est le lieu de l'espace où ce corps empêche la lumière de pénétrer*», et le fait est que ce côté moins éclairé nous paraît plus ou moins noir: comment comprendre dès lors que l'appareil catoptrique fonctionne d'une manière uniforme et toujours la même, quelle que soit l'espèce de rayons entrant dans l'œil? comment! nous regarderions du côté d'un endroit vivement éclairé par le soleil, même du côté d'une flamme intense, et la couche nerveuse aurait besoin d'être impressionnée deux fois, et voici que pour les faibles rayons venant de l'ombre, l'imprégnation, si nous pouvons ainsi dire, serait la même? n'est-il pas plus probable que le fonctionnement de l'appareil dit *catoptrique* diffère selon le degré de l'éclairage extérieur? à côté des bâtonnets, il y a des cônes: quel est le rôle de chacun de ces éléments? tout est-il dit sur l'appareil catoptrique?

La possibilité de notre hypothèse étant ainsi établie, nous croyons pouvoir en démontrer la probabilité, en nous appuyant sur les faits pathologiques que nous offre précisément l'histoire de l'héméralopie, et tout d'abord celle de l'héméralopie *congénitale* dont tout récemment un cas s'est offert à notre observation.

« B. L'héméralopie, dit M. Deval [1], peut être congénitale, « et on l'a vue même se transmettre par voie d'hérédité. « Dans un mémoire présenté par le docteur Florent Cunier à la Société de médecine de Gand, ce praticien « relate le fait d'un boucher de Vendémian, près Montpellier, nommé Jean Nougaret, né en 1637, et qui, héméralope lui-même, a légué l'héméralopie à ses descendants. Six générations ont été successivement frappées à « la naissance des individus atteints, qu'ils séjournassent à « Vendémian ou qu'ils se fixassent ailleurs........ Dès qu'un « membre de la race s'en est trouvé délivré, il ne l'a plus « transmise à ses enfants.

« Au rapport du docteur Stiévenart, l'aïeule maternelle « de M. X***, décédée à soixante-quatorze ans, était affligée « d'héméralopie. De ses dix enfants, cinq naquirent héméra-

[1] Ouvrage cité.

« lopes. L'un de ceux-ci, la mère de M. X***, eut trois enfants « dont le premier et le dernier cessent de voir au crépus- « cule. M. X*** s'est marié deux fois. Un garçon qu'il eut de « sa première femme est atteint de cécité nocturne; des « quatre enfants qu'il eut de sa seconde femme, un seul « hérita de l'infirmité de son père.

« L'oncle d'un libraire de Paris fut affecté d'héméralopie « jusqu'à quarante-deux ans, époque à laquelle il devint « tout à fait aveugle. »

L'héméralopie congénitale constitue-t-elle également une affection continue? est-ce que pendant le jour les malades de cette catégorie sont également inaptes à voir dans l'obscurité artificielle? DEVAL ne dit rien de cela, quoique M. CUNIER ait été à ce sujet très-explicite: « Descendent-ils « dans une cave pendant la journée, dit ce dernier, en par- « lant des héméralopes de naissance, il perdent instantané- « ment la faculté de voir[1]. »

Voici maintenant l'histoire du cas que nous avons nous-même observé.

Il y a trois mois, un de nos confrères de Strasbourg, M. le docteur GERHARD, nous a mis en rapport avec une demoiselle âgée d'environ trente-cinq ans, dans une position aisée, habitant un village situé à un quart de lieue de la ville, et qui, depuis qu'elle se connaît, pour nous servir de ses expressions, est aveugle de nuit; aucun autre membre de sa famille n'a été atteint de l'infirmité. Dès l'approche du soir, elle se hâte de rentrer chez elle, parce que plus tard elle ne pourrait plus marcher seule. Pendant la journée, à part un peu de myopie, elle distingue tout très-bien, lorsqu'elle se trouve dans la rue; mais entre-t-elle dans une maison, si l'appartement dans lequel elle pénètre n'est pas très-notablement éclairé, par exemple dans un salon garni de stores, mais où tout se distingue immédiatement, pour elle tout est noir, et plusieurs minutes doivent se passer avant qu'elle parvienne à voir quelque chose; si elle descend dans une cave, elle y est complétement aveugle.

Examinée dans l'antichambre du logement de M. GERHARD,

[1] *Histoire d'une héméralopie de naissance depuis deux siècles*, p. 13.

elle reconnaît nettement tout ce qui se trouve du côté de la fenêtre; mais lui faisons-nous tourner la tête vers le fond de la pièce, elle n'a devant elle que des ténèbres, au point que divers objets pendus au mur, que nous, nous distinguons très-bien, sont absolument invisibles pour elle. Ajoutons que pendant la nuit sa vue est normale pour tout ce qui est éclairé directement par une lumière artificielle d'une intensité convenable.

Quelle est la lésion oculaire qui dans cette variété morbide peut ainsi limiter la vision? sont-ce les pupilles qui ne se dilatent pas suffisamment? M. GERHARD et nous, nous avons tout au contraire constaté qu'elles s'élargissaient d'une manière démesurée, dès que les regards se tournent vers quelque endroit un peu sombre.

Y a-t-il en avant de la rétine quelque obstacle arrêtant la marche des rayons? cela n'est pas probable, puisqu'au grand jour la vue est normale; du reste, à défaut d'examen ophthalmoscopique de notre part, voici le résultat d'une exploration faite dans un cas analogue par M. GRÆFE:

Un père de famille, nous consultant sur le traitement par l'obscurité, nous écrit de Mecklenbourg-Schwerin: « Mon fils unique, âgé de quinze ans, et jouissant d'ailleurs « d'une excellente constitution, est atteint d'héméralopie « depuis son enfance, et cela au point que quand le crépus- « cule arrive, il ne saurait distinguer le moindre objet placé de- « vant lui, quelle qu'en soit la dimension, mais dès qu'une lu- « mière s'allume, il voit parfaitement; du reste il est myope.

« J'ai été consulter, il y a deux ans, le fameux oculiste « GRÆFE, à Berlin, qui, après avoir examiné attentivement « les yeux de mon fils, a déclaré qu'ils sont parfaitement « sains, et qu'il attribue la cause du mal à une grande « faiblesse du nerf optique. Il s'est contenté de recommander « les exercices corporels et les promenades fréquentes pour « fortifier le système nerveux. Malheureusement l'état de « mon fils est toujours le même (le traitement a été suivi « pendant deux ans). »

Ainsi nulle lésion en avant de la rétine et dilatation des pupilles comme d'ordinaire: où est donc chez ces héméralopes de naissance l'obstacle à la vision? serait-ce que la nuit, en face des vives lumières de nos éclairages artificiels, la rétine, plus sensible que d'ordinaire, trop vivement éblouie, ne verrait point à cause de cela dans l'obscurité qui est à côté? La demoiselle qui fait le sujet de notre observation est restée pendant des heures entières dans un cabinet noir à l'abri de toute lumière vive, et tout est resté noir pour elle, là où notre collègue et nous avons distingué toutes choses au bout d'une dizaine de minutes; où est donc l'obstacle? Remarquez que cette infirmité est de sa nature essentiellement stationnaire; si dans l'un des cas relatés, elle s'est transformée avec le temps en amaurose complète, c'est un fait exceptionnel survenu seulement à l'âge de quarante-deux ans; il n'est question de terminaison semblable ni dans les observations de M. Cunier, ni dans celles de M. Stievenard, dans lesquelles la maladie est, au contraire, restée jusqu'à l'extrême vieillesse ce qu'elle avait été dès le début. D'autre part, dans les transmissions par hérédité il n'a pas été remarqué que les familles affligées de l'infirmité comptaient des amaurotiques proprement dits en même temps que des héméralopes; non, la cécité ne porte que sur les rayons les plus faibles et se maintient invariablement dans ces limites: n'y a-t-il pas dès lors lieu de croire à l'absence ou plutôt à l'atrophie d'un élément rétinien, correspondant à la perception des rayons faibles? Du reste l'étude des autres variétés de la maladie nous conduira à la même conclusion.

C. *De l'héméralopie épidémique.*

La rétine, dit M. Béclard, a besoin, pour entrer en jeu avec toute sa perfection, d'une *intensité moyenne* de lumière, en deçà et au delà de laquelle ses fonctions ne s'exécutent qu'imparfaitement; c'est l'iris qui sert à la graduation de cette intensité.

Dès que nous tournons les regards vers un endroit éclairé par le soleil, les pupilles se rétrécissent; dès que nous regardons du côté non seulement de l'obscurité, mais aussi de l'ombre, les pupilles se dilatent.

L'iris, disent MM. Budge et Waller, est dans un état d'*équilibre instable*, et le degré d'amplitude des pupilles est la *résultante de deux forces antagonistes.*

Sensation d'excès de lumière, sensation de diminution ou d'absence de lumière, telles sont, croyons-nous, les causes premières de ces deux mouvements.

La lumière se répartissant autour de nous d'une manière inégale, il se trouve que ces deux appareils sont sans cesse en activité, alternativement l'un et l'autre: appelés jusqu'ici appareils pupillaires, on peut, ce nous semble, les désigner, eu égard à leur but final, sous le nom d'*appareil de la vision au soleil et d'appareil de la vision à l'ombre*, soleil et ombre étant deux termes consacrés comme désignation de maxima et de minima de lumière.

Admettez maintenant que l'appareil de la vision à l'ombre corresponde, comme nous le supposons, à un élément spécial de la rétine, il doit parfois arriver que cet élément rétinien, par suite de l'antagonisme des deux mouvements, se trouve tiraillé, et qu'il y ait alors là comme un ressort plus ou moins faussé et qui ne joue plus; eh bien! dans cette hypothèse, toute l'histoire de l'héméralopie épidémique s'explique d'elle-même.

L'héméralopie épidémique n'est pas une de ces maladies qui se développent graduellement, arrivent à une période d'état et vont après cela en déclinant; au contraire, elle surgit brusquement, se maintient en général au même degré et disparaît aussi inopinément qu'elle s'est montrée; tous les auteurs s'accordent là dessus, et CHAMSERU, qui a étudié l'affection dans des contrées où elle était annuellement endémique et récidivait chez les mêmes individus, nous a laissé des tableaux statistiques desquels il résulte que la durée peut s'étendre à 8 mois, sans que ce mode de guérison fasse défaut.

L'aggravation du mal et sa conversion en amaurose, c'est là une terminaison extrêmement rare, tellement exceptionnelle que malades et médecins ne font nul cas de l'héméralopie épidémique, tout le monde sachant que tôt ou tard elle se dissipera; dans 40 cas, dont plusieurs anciens et récidivés, CHAMSERU a noté 40 guérisons; à la vérité, lui a-t-on dit, dans un village avoisinant celui qu'il a visité, trois héméralopes sont devenus amaurotiques. Mais si l'on considère que dans un de ces cas la terminaison fâcheuse a eu lieu à quarante-neuf ans, dans un autre à soixante-huit et dans un troisième à plus de soixante-dix, il y a, ce nous semble, lieu de douter de cette filiation, et nous croyons pouvoir dire que la rareté même du fait prouve qu'il n'y a là d'autre rapport que celui d'une simple coïncidence: *ressort rétinien brusquement faussé, restant dans cet état pendant un laps de temps plus ou moins prolongé, puis reprenant tout à coup son jeu sous l'influence d'un traitement approprié ou d'une circonstance favorable*, telle est ce nous semble l'idée dans laquelle on se rend le mieux compte de l'héméralopie épidémique. Quel a été notre traitement? nous avons placé les malades dans un cabinet noir, veillant à ce que pendant des heures entières ils se trouvassent à l'abri de toute lumière vive; sous l'influence du besoin ressenti par la rétine, les pupilles se sont dilatées et l'élément rétinien de l'appareil a activé ses fonctions, effort spontané de l'organisme auquel les individus ont aidé, en s'efforçant de voir, en regardant de tous côtés. Est-ce que les faits que nous avons relatés ne témoignent pas de la puissance de la médication? Prévoyant dès l'origine qu'on attribuerait les guérisons à ce que l'on a appelé notre gymnastique oculaire, plutôt qu'à une action de l'obscurité elle-même, nous avons fait l'expérience suivante, relatée dans notre premier mémoire sur la question:

« Le nommé Layet, fusilier au 10e de ligne, atteint d'hé- « méralopie depuis six semaines, entra dans mes salles le 24 « mai. Je le soumis à l'expérience suivante:

« Un de mes cabinets noirs se trouva communiquer par « une porte avec un réduit qui n'a point d'autre issue. « Après avoir fait boucher aussi hermétiquement que pos- « possible l'unique fenêtre de cette seconde pièce, j'y en- « fermai le malade, qui ainsi était entouré de ténèbres très- « profondes. Assis dans un fauteuil, il ne fit aucun effort « pour voir, ayant été prévenu que toute tentative dans ce « but serait en pure perte. Des mesures ont aussi été prises « pour qu'il ne s'endormît point. On le laissa dans cette po- « sition pendant deux heures, puis on le fit passer dans le « cabinet moins ténébreux. Or, dès son entrée dans cet « autre milieu, il donna les preuves positives d'une très- « bonne vision, et, la nuit venue, la cécité ne se reproduisit « pas.

« Je conclus de là que la guérison a été due uniquement « au séjour dans les ténèbres, sans intervention de gym- « nastique oculaire. » (*Union médicale*, 1858.)

Ainsi s'explique pourquoi l'héméralopie épidémique ne se dissipe pas au bout de nombreuses heures de sommeil, condition de repos pour la rétine, tandis qu'elle guérit très-rapidement dans l'obscurité, les yeux étant ouverts, ce qui, selon nous, constitue pour la membrane une condition d'activité.

D. *De l'héméralopie, accident de diathèse.* DEVAL[1] rapporte deux observations détaillées d'héméralopie, de nature manifestement syphilitique et qui ont cédé aux mercuriaux: cela s'explique encore dans notre hypothèse, une diathèse qui affecte les tissus les plus divers pouvant exceptionnellement se porter sur l'élément rétinien destiné spécialement aux minima de lumière. De là aussi la possibilité d'héméralopies scorbutiques, mais, bien entendu, comme cas également exceptionnels, nos épidémies annuelles, régnant sur des individus de la santé la plus florissante, ne pouvant être rattachées à cette cause.

E. S'il est vrai qu'il existe dans la rétine deux éléments organiques correspondant l'un aux maxima, et l'autre aux minima de lumière, il doit arriver que les amauroses qui se développent lentement doivent débuter, les unes sous forme héméralopique (inaptitude à saisir les rayons faibles, cécité nocturne), les autres avec des accidents se manifestant tout d'abord pendant le jour; c'est en effet ce qui s'observe, car à côté des amauroses dont les premiers symptômes consistent en mouches volantes, amblyopie, nuages, il y en a d'autres qui revêtent d'abord le caractère héméralopique (héméralopies symptomatiques de DEVAL)[2].

F. L'idée de deux appareils oculaires distincts, correspon-

[1] Ouvrage cité, p. 735.

[2] *Des héméralopies, accidents de grossesse.* M. le professeur STOLTZ nous a dit qu'il ne se rappelle pas avoir observé un seul cas de cette espèce dans sa pratique en ville, tandis qu'il en a rencontré de temps en temps à l'hôpital. Serait-ce que là de malheureuses femmes, préoccupées de leur triste situation, se laissent aller à leurs rêveries en face de murs vivement éclairés par le soleil? La cause est-elle autre? Les faits manquent pour la solution de cette question.

Existe-t-il quelque rapport entre l'héméralopie des femmes enceintes et l'héméralopie congénitale ou des nouveaux-nés? C'est un point sur lequel nous jugeons utile d'appeler l'attention.

dant aux maxima et aux minima de lumière, se justifie aussi jusqu'à un certain point par l'analogie de ce qui se passe dans notre organisme relativement au fluide calorique.

On sait en effet que notre corps a besoin d'une quantité déterminée de calorique, environ + 37° c. Or, comme la température ambiante diffère de + 50° (Sénégal) à — 50° (région polaire), la nature nous a pourvus de deux appareils correspondant à ces maxima et à ces minima; l'un, l'appareil pulmonaire activant ses combustions dans les cas d'insuffisance de la température extérieure; l'autre, l'appareil cutané, fonctionnant surtout dans les pays chauds et sécrétant la sueur dont l'évaporation amène le rafraîchissement.

Sensation de chaleur, sensation de froid, causes respectives de la mise en activité des deux appareils.

Eh bien! il n'y a pas lieu, ce nous semble, de s'étonner que pour l'œil il y ait une organisation plus ou moins analogue. En effet, des cinq sens dont nous sommes doués, la vue est le seul qui fonctionne sans discontinuité depuis le matin que nous nous éveillons jusqu'au soir où nous nous endormons; tandis que l'odorat, le goût, le toucher et même l'ouïe ne s'exercent que par moments ou avec des intervalles, la vue ne cesse pas un seul instant d'être en activité; nous marchons, nous écoutons, nous mangeons, nous pensons, et dans le cours de tous ces actes et de toutes ces préoccupations l'œil veille sans cesse, nous retraçant les objets qui nous entourent, nous montrant ce que nous devons rechercher ou éviter. Aussi dans l'état de veille cet organe ressent-il le besoin de lumière sans discontinuité; dès que nous tournons nos regards vers quelque endroit sombre, tout aussitôt les pupilles se dilatent, besoin tellement impérieux qu'il tend encore à se satisfaire alors que nous fermons les yeux et que l'accès au fluide est interdit.

Telles sont les preuves qui nous paraissent militer en faveur de notre théorie; si cependant celle-ci était jugée inadmissible, il faudrait que l'on expliquât d'une autre manière :

1° Comment la dilatation pupillaire étant un phénomène actif, provoqué par une action de la moelle, arrive à son maximum dans les ténèbres;

2° Comment l'héméralopie épidémique persiste après six

et sept heures de sommeil, tandis qu'elle peut se dissiper au bout de deux heures dans l'obscurité, les yeux étant ouverts : les faits qu'à ce sujet nous avons produits ne peuvent plus être niés;

3° Comment dans certaines familles une cécité qui se circonscrit aux rayons faibles se transmet à ce degré de génération en génération, quoique en avant de la rétine les yeux soient sains, et les pupilles se dilatant largement etc.

Il nous reste à dire quelques mots sur la question de savoir si le traitement par les cabinets ténébreux est applicable aussi aux variétés d'héméralopie autres que celle dite épidémique, ou même à des affections amaurotiques de forme et de nature encore plus différentes.

1° Pour ce qui concerne l'héméralopie congénitale, s'il y a là réellement atrophie d'un des éléments de la rétine, il n'est guère probable que la médication réussisse; peut-être que les individus, étant entrepris dès le premier âge, il y aurait quelque chance de développer chez eux l'organe défectueux: mais si l'on considère que le séjour dans les ténèbres devrait, eu égard à la ténacité de l'infirmité, se prolonger très-longtemps, on arrive à se demander si les essais sont autorisables avec les risques qu'une semblable séquestration pourrait entraîner pour la santé de jeunes enfants.

2° L'héméralopie des femmes enceintes, accident de sa nature passager, nous paraît au contraire susceptible d'être traitée de cette manière; mais ici encore, en raison de l'état particulier des sujets, nous proposerions, au lieu d'un séjour de quelques heures dans un cabinet noir, l'habitation suffisamment prolongée d'une pièce un peu sombre.

3° Quant aux affections amaurotiques autres que l'héméralopie, qui peut dire que notre moyen ne soit applicable à aucune d'elles, l'obscurité constituant pour l'œil, selon toutes les apparences, une condition active ? Chose curieuse ! en recherchant les faits de nyctalopie dans les anciens ouvrages d'ophthalmologie, nous avons trouvé, dans un livre écrit par Boerhaave sur les maladies des yeux, l'indication suivante relative au traitement de l'amaurose :

« Premièrement, dit cet auteur, on *fortifie* les yeux par « le moyen des ténèbres. Il est vrai que cela est difficile et « ne convient pas toujours; mais il est vrai aussi que les

« malades en acquièrent quelquefois une vue très-forte, « comme on le voit par l'histoire de ce gentilhomme anglais « dont il est fait mention au chapitre de la nyctalopie. » (C'est le même fait que nous avons rapporté d'après BOYER[1].) Rappelons à ce sujet que l'immortel NEWTON, ayant contracté une affection nerveuse de l'œil, pour s'être livré à des expériences sur des miroirs, s'en délivra par une séquestration de plusieurs jours dans une chambre obscure (*Dictionnaire de méd. en 30 vol.*, article *Lumière*).

Finalement, et en nous plaçant à un autre point de vue, nous ferons les questions suivantes: Est-il vrai que le pigment accumulé dans la peau se résorbe sous l'influence de l'obscurité? est-il vrai que certaines amauroses consistent en choroïdites chroniques avec super-sécrétion de pigment? Qui peut dire que le pigment oculaire n'est pas également susceptible de diminution dans l'obscurité!

[1] *Leçons publiques sur les maladies des yeux: De la vue obtuse*, p. 175.

APPENDICE.

Rapport officiel sur un mémoire de M. le docteur DESPONT, à Fleurance (Gers), intitulé : *Traitement de l'héméralopie ou cécité nocturne par l'huile de foie de morue à l'intérieur* (M. L. GOSSELIN, rapporteur).

Résumons et analysons ce rapport.

L'héméralopie, dit M. GOSSELIN, est une affection bizarre, consistant dans la perte de la vision depuis la fin du jour jusqu'au lendemain matin. S'étant transporté dans deux casernes, il a observé un certain nombre de malades qui lui ont présenté, outre l'abolition de la vue pendant la nuit, quelques autres symptômes oculaires, tels que larmoiement, léger picotement, forte agglutination des paupières au réveil. Chez tous, la paupière inférieure étant renversée, la muqueuse a offert une injection vasculaire, une rougeur assez marquée.

Je suis donc obligé d'admettre, ajoute M. le rapporteur, que les malades avaient cette variété de blépharite, peu connue des auteurs, quasi-larvée, sur laquelle j'insiste depuis longtemps sous le nom de *blépharite muqueuse des jeunes gens*, variété d'ophthalmie catarrhale ; les individus qui en sont atteints éprouvent souvent des troubles de la vue, consistant en fatigue oculaire, vision nébuleuse après un certain temps de lecture ou d'écriture etc., travaux qu'ils sont souvent obligés d'interrompre pendant quelques instants. Ces troubles rétiniens ne sont que des effets sympathiques de la lésion des paupières. Partant de ce point de vue, M. le rapporteur considère l'héméralopie également comme un effet sympathique de la blépharite existante qui aurait aussi, dit-il, une analogie lointaine avec l'*ophthalmie purulente des armées russes et belges* (sic).

M. le professeur GOSSELIN ayant expérimenté dans neuf cas l'huile de foie de morue à l'intérieur, à la dose d'une cuillerée le premier jour et de deux le lendemain et le surlendemain, a constaté dans plusieurs cas une amélioration marquée *dès le premier soir* et la guérison toujours au bout de trois jours.

En conséquence de ces idées et de ces faits, M. le rapporteur propose, dans l'héméralopie, l'emploi de collyres astringents contre la blépharite, une diminution dans la durée des factions de nuit, eu égard au refroidissement nocturne, et l'huile de foie de morue comme moyen curatif et aussi comme préservatif.

La conclusion finale est celle-ci : *le traitement par l'huile de foie de morue à l'intérieur est sans aucun danger et paraît être avantageux* (*Bulletin de l'Académie impériale de médecine*, juillet 1862).

Pour apprécier ce travail, nous ne croyons pouvoir mieux faire que de poser les questions suivantes :

1° Et d'abord, même dans la blépharite ordinaire, les visions nébuleuses que provoquent les travaux de lecture et d'écriture constituent-elles réellement un retentissement sympathique de la rétine ? ne pourrait on pas se les expliquer plus simplement par un suintement de mucosités venant de dessous les paupières et obscurcissant par moments la cornée ?

2° Quel rapport peut-il exister entre des troubles aussi fugitifs d'une part et l'héméralopie, inaptitude permanente à saisir les rayons faibles ?

3° Quel rapport encore peut-il y avoir entre l'héméralopie et l'ophthalmie purulente, cette dernière affection donnant lieu aux cécités qui résultent de l'accumulation du pus, des taches de la cornée et de l'écoulement de l'œil ?

4° En supposant même que l'héméralopie ne soit qu'un effet sympathique de blépharite, comment admettre que celle-ci se dissipe sous l'influence d'une première cuillerée d'huile de foie de morue, remède qui, à cette dose, n'a, ce nous semble, d'autre effet qu'une saveur désagréable à la bouche et la grimace du malade avalant la drogue ?

5° Pendant que les malades ont été traités de cette manière, quel a été l'état du ciel ? les héméralopes sont-ils restés renfermés dans l'infirmerie ? ?

Nous avons aussi essayé l'huile de foie de morue, et voici avec quel résultat :

Straumann, clairon au 4e bataillon de chasseurs à pied, héméralope depuis trois mois, entre à l'hôpital le 16 août dernier. Dilatation énorme des pupilles, paresse dans les mouvements de contraction, cécité complète la nuit, et le jour dans une obscurité modérée, absence d'inflammation de la conjonctive même à la face interne des paupières. 19 août, constatation de cet état par M. le professeur STOEBER, en présence d'un membre de l'Institut, de passage à Strasbourg.

Pendant trois jours le malade prend successivement en notre présence une, puis deux cuillerées d'huile de foie-de morue. Insuccès complet.

Le quatrième jour il entre dans le cabinet noir à 8 heures moins un quart du matin, commence à voir à midi et se trouve guéri le soir.

Ramené à la clinique le jour suivant, le malade interrogé raconte ce qui vient d'être dit et M. le professeur constate le fait.

Concluons que les succès relatés dans le rapport académique témoignent une fois de plus de la brusquerie avec laquelle l'héméralopie peut se dissiper spontanément, brusquerie telle qu'elle ne s'accorde guère qu'avec l'idée d'un ressort qui ayant été forcé reprend tout à coup son jeu.

www.ingramcontent.com/pod-product-compliance
Lightning Source LLC
LaVergne TN
LVHW021523140926
848035LV00047B/1181
9782014022100